科学出版社"十四五"普通高等教育本科规划教材

中医药文化学

第 2 版

主　编　洪　蕾　黄建波　任玉兰

科 学 出 版 社

北 京

内 容 简 介

中医药文化学是研究中医药在几千年历史实践中所形成的文化理念与核心内涵，以及对中医药实践活动的行为规范的一门学科。本教材在确定中医药文化学科研究依据的基础上，落实解决中医药最基本的学科范式、特色、策略、临证思维、大医铸就等问题，避免泛泛而谈；在与世界其他医药学对比中，用国际医药学科的通用语言与通用表述方式展示中国智慧。

本教材可供全国中医药高等院校与综合大学中医药专业本科生、研究生使用，也是中医药爱好者学习研究中医药文化的基本读物。

图书在版编目（CIP）数据

中医药文化学 / 洪蕾，黄建波，任玉兰主编. —2版. —北京：科学出版社，2024.2

科学出版社"十四五"普通高等教育本科规划教材

ISBN 978-7-03-077265-7

Ⅰ. ①中…　Ⅱ. ①洪…　②黄…　③任…　Ⅲ. ①中国医药学–文化–高等学校–教材　Ⅳ. ①R2-05

中国国家版本馆 CIP 数据核字（2023）第 247641 号

责任编辑：李　杰 / 责任校对：郑金红
责任印制：赵　博 / 封面设计：蓝正设计

科 学 出 版 社 出版
北京东黄城根北街 16 号
邮政编码：100717
http://www.sciencep.com

北京中科印刷有限公司印刷
科学出版社发行　各地新华书店经销
*
2016 年 9 月第 一 版　开本：787×1092　1/16
2024 年 2 月第 二 版　印张：8
2025 年 1 月第十五次印刷　字数：210 000

定价：49.80 元
（如有印装质量问题，我社负责调换）

本书编委会

目 录

绪　论

导学

中医药文化是几千年中华文明的重要组成部分，中医药文化的研究与临证运用需要首先明确文化内涵，其运用体现在文化对行为的规范作用，中医药文化是几千年中医药临证行为的规范。

本部分主要讨论中医药文化与中华传统文化的关系、文化取向与特点，及其学科任务、研究依据、主要内容。

本课程的学习目的在于熟悉中医药文化与中华传统文化关系、文化取向与特点，重点掌握中医药文化学科任务、研究依据，了解其主要内容。

文化，是指人类在一定地理区域内的社会生活中所形成的共同认识、理念和思想，体现在人类建立起的社会生活规则、规范和秩序。地理区域决定了文化的特点，东西方有着不同的地理环境，因此建立起不同的人类活动行为规范，进而影响了东西方所有学科领域的思想理念与价值观念的形成。

中医药文化，是中华大地上的中医药人在几千年的中医药活动实践中，受中华传统文化影响与相互渗透形成的独具特色的医药学文化，成为中医药活动的行为指南与规范。

第一节　中医药文化与中华传统文化

中华传统文化，是中华民族在中华大地上经历了几千年悠久历史所形成的特有文化。她五千年一脉相承，从未断代，从古至今形成了中华民族社会活动的价值观，引领着中华民族不断繁衍、壮大、走向昌盛。文化自信更是本民族最基本、最深层、最持久的力量。

作为一种民族文化，中华传统文化形成的价值观直接影响着学科文化思维，中医药学正是在其影响下，形成医药学科的文化特色，与中华传统文化相互渗透，并成为其重要组成部分。

1. 上下五千年·文明不断代

在讨论中医药学与中华传统文化的关系时，有两个现象值得注意。

其一，一百多年以来，随着西方医学逐渐昌明于世界，埃及、印度、阿拉伯国家的传统医学都相继衰落，成为绝学，唯独中医药学在理论和实践上不但独立存在，而且仍然一如既往地继续发展。仅仅就阴阳文化而言，从 6400 年前河南濮阳西水坡大墓"二分二至"殉葬少年、"天圆地方"墓顶与墓底形状与墓主人脚下人骨与蚌壳组成"北斗"，红山文化遗址"三天两地"石头方圆阵、墓主人胸前玉石"雌雄北斗"与双下肢"阴阳交泰"下葬姿势等，到《鹖冠子》北斗指向与方位关系定论，周朝老子"万物负阴而抱阳"，周易"天地乾坤""否极泰来""一阴一阳谓之道"，战国邹衍"五行终始"，西汉《淮南子》"北斗之神有雌雄"，董仲舒《春秋繁露》整合阴阳五行，明清天坛、地坛、紫禁城北斗等，中华文明不断代真实可见。各个朝代石器、玉石、典籍、建筑物等表达形式虽不一样，但中华文明思想文脉承上启下，流传千载。

其二，古代中国在天文历法、地学、数学、农学、医学和人文科学等许多领域都作出过独特的贡献，而中医药学是目前仍继续发挥着功能、仍旧产生着积极影响的中国学术。仅以阴阳五行学说为例，在中国学术中只有中医药学将此作为学科理念，乃至形成中医临床工作模型，实实在在指导临证运用，沿用至今。一块上古的砭石，随着青铜器的出现变为金针，随着《黄帝内经》的出现变为"九针"，进而随现代工业化变为银针和电子化的电针等。依然不变的是刺激穴位的工具。之所以文明不断代，是因为中华传统文化在各个历史阶段保持了实际价值与现实意义，而中医药学最完整地传承了中华民族传统文脉根基。

中医药文化与中华传统文化一脉相承，相依相伴，共衰共荣，在世界医药科学史上独具特色。

2. 一脉承前后·相互又渗透

中医药学是植根于中华传统文化的一门生命学科，伴随着中华传统文化的成熟而奠定了理论基础，经历几千年的医学实践与积累过程，其思维模式、文化内涵、文化特色及其表述形式等直接受到中华传统文化的极大影响。而几千年中医药的运用忠实地展示着中华传统文化内涵。

其一，中华民族从上古构木为巢、钻木取火、结网捕鱼、制造耒耜、发明农耕，到医学上发明了温肾、健脾、养胃、宣肺、疏肝等治则，目的在于强大自身、适应自然、获取生存机会；中华先圣发现"上天有好生之德"、万物向生，受此影响的中医奠基之作《黄帝内经》"天下第一问"就在于如何达到"春秋皆度百岁，而动作不衰"的目的，由此形成立足于"生生不息"的中医学科目标；中华民族面对外敌侵犯，奋起反抗，医学上面对外邪入侵人体采用祛邪扶正的治则，都是为了民族的繁衍与发展壮大。在任何情况下追求当下生命利益的最大化，治病仅仅是维护生命的过程。"向生""活命"才是最终目的。

其二，人，是生命活动与社会活动的主体，这一点深刻地影响着中医药学。人向往生命的目标不变，活的对象是人体，从而确定中医学的学科对象也是人体，而非疾病。因此，疾病谱的改变不会影响学科对象和学科模式的改变。学科对象体现着中华民族"以人为本"传统思维，《医述》表述为"先救人，后治病。医当医人，不当医病"。因此，"以人为本"文化约束着中医药学的活动目标。

其三，人类生存、延续生命是以"与天合拍"思想作指导。夏朝《夏小历》寻找天时规律，殷商祭天地祈求天遂人愿，周朝自觉以德配天、遵天道而为、生生不息，庄子"日出而作，日落而息，逍遥于天地之间，而心意自得"就是在天地之间寻找生命存活的最佳方式。《医原》强调岐黄医学在于遵天道："葆其天之所本有，治其天之所本无，以人治人，实以天还天而已。"体现着先秦诸子建立遵天道、明人事思维，《春秋繁露》描述为"天人之际合而为一"、宋朝理学家张载表述为"天人合一"。《黄帝内经》将其明确为"人与天地相参"的医学模式，并在天人之间借"阴阳五行"以（四季）时间与（五方）空间概念，建立时空医学理念，形成"法天则地"的天人沟通桥梁。

中医药文化传承中华传统文化，展示中华传统文化特色，规范着中医药学的学科行为。而中医药文化融入中华传统文化，成为其不可或缺的一部分。习近平总书记将中医药学誉为"打开中华文明宝库的钥匙"。

第二节　中医药文化的取向与特点

中医药文化与中华传统文化的密切关系必然导致哲学向医药学的渗透，加上中医药学科对生命救护的实用价值，决定了中医药学不是单纯的实用性医疗技术，而是中华传统文化"道器并重"的载体。《黄帝内经》是中医药学理论划时代的奠基之作，更是中医药文化思维的体现，正是中华民族哲学思想与医药学思维相互渗透与融合的典范。同时，《黄帝内经》所建立的生存理念、生命养护方式、方法与中华民族生存方式高度融合，直接体现于人民大众的日常生活中。

1. 中华传统文化"道器并重"载体

中医药学，是中华民族在几千年生活与生产实践中对生命救助研究所形成的学科。受中华传统文化"天人之际，合而为一"思想影响，用大自然的客观规律对人体生命进行阐释，建立人体整体理论，以及人体与外在环境联系的认识论和方法论，形成了中华民族独具特色的人与自然一体化的生命学科文化体系。

中华传统文化是中医药学科文化发展的源头活水，中医药文化与中华传统文化一脉相承。形而上的"道"承载着中华传统文化思想，形而下的"器"是关于生命最直接的救助方式。临证的每一个疾病机理（理）、每一种疾病处理方法（法）、每一个治病处方（方）、每一个治病药物（药）的选择，都是运筹帷幄之中的策略与方法体现。看似简单的处方、药物、技术，都蕴藏着中国特色、中国风格、中国气派的文化力量。真正的大医是中医药文化的践行者，而没有文化熏陶的医生只能是形而下的技术操作者。也正因为如此，中医药文化内涵的学习与理解都具有一定难度。

在中医药学的形成和发展历程中，道家的"道"思维、儒家的"医易同源"思维、佛家的尊生护生思维等所形成的价值观和科学观都对中医药学产生了深刻的影响。"生生不息""以人为本""天人合一""阴阳五行""崇和尚中""防患未然""自强不息""与时偕行"等中华传统文化思想不断影响着中医药学发展，并演化为中医药学科文化基本内涵。在此过程中，中医药学又不断丰富着中华传统文化思想，成为中华传统文化的重要组成部分。二者彼此相互渗透，相互影响。

2. 哲学与医药学相互渗透融合

中医药学并非单纯的医学技术，哲学向医学渗透是其特点。医药学科文化规范着临床行为，影响着临床思路与策略。每一个简单的临证处理原则、方法、方案、手段、处方，都直接体现出医药学科"以医见道"的文化思维方式。

疾病，以症状形式显现于人体。在中医药临证活动中，研究疾病每一个症状、每一个阶段症状群出现的缘由，就是解决疾病"为什么"变化，治疗疾病"凭什么"立此法、选此方、用此药，以期能够药到病除。中医药临证活动中理、法、方、药的指导思想，是受几千年来中医药活动中所形成的学科行为文化约束的。中医药学的哲学思维方式直接影响着临证治疗行为与效果。

中医药学的学科目的——生生不息、学科对象——莫贵于人、学科模式——人与天地相参、学科模型——四时阴阳五行藏象、学科行为规范——淳德全道、学科行为策略——颐养天年、防患未然、以平为期等等，这些都是中华传统文化与哲学思想在中医药学中的直接体现，展示着中医药与单纯研究医药技术的其他医药学科体系的区别。

3.《黄帝内经》的医药学文化

《黄帝内经》集上古大成，系统表达了中医药理论体系，标志着中医药学科走向成熟。一是理论成熟，如人与天地相参、整体观念、辨证论治、藏象学说、阴阳五行学说、经络学说、诊法、治则治法、治未病、养生等，在《黄帝内经》中已经呈现较为规范的体系；二是医学技术成熟，如关于经络的记载，从长沙马王堆汉墓出土的春秋时期医著所记载的"足臂十一经"经络结构，到《黄帝内经》时期已经发展为十四正经、奇经八脉、络脉、经别、经筋、十二皮部等结构系统，并有详细的经络走向描述，以及相关的诊断治疗理论记载。现代科学至今仍难以完全明了，却又行之有效。以《黄帝内经》为代表的中医药学科，已经脱离了原始先民直观感悟的经验总结与萌芽状态，走向理论与技术日趋完善、自成体系的崭新阶段。

中医药学几千年的传承，并不代表理论与技术落后。在现代社会，人类对"生生"的向往目标没有变，人类生存空间仍然是天地之间，天地依然是寒暑往来、阴阳多少的变化，解决生死问题的原则同样只能延缓而不能逆转——现代与古代的万物演变的基本规律从未改变。系统完整而又成熟且亘古不变的中医药基础理论与文化体系，让中医药超越时空发展至今。以《黄帝内经》为代表的医学著作是其基础理论与文化体系的典范。

医学技术可以随着生产力水平提高而不断进步，医疗器械也可以不断变得更加精美。大汶口人用砭石开颅，现代人用手术刀开颅；《黄帝内经》描述的"厚衣，坐于釜上，令汗出至足"的取汗方法，到张仲景的《伤寒杂病论》被演绎为"后坐被上，又以一被绕腰以下，温令微汗"，至现代的熏蒸房取汗；华佗用"麻沸散"行麻醉术，现代选用"利多卡因"行麻醉术；孙思邈用葱管导尿，现代用橡胶管导尿；治疗骨折由"小夹板"固定发展为用石膏、钢板固定——社会更加进步、技术更加先进、工具更加精美，但宇宙间万物规律不会改变。从上古、中古到近代的疾病谱与死因谱的演变过程就是印证。无论人为如何假想、实验如何设计、研究如何科学，工业革命带来的学科发展、技术先进也好，农耕文化原始古朴、守旧不科学也罢，中医药学从古至今以"道法自然"为依据，使其穿越千年时空而不朽。天地不变，寒暑往来不变，春生、夏长、秋收、冬藏不变，白昼黑夜的规律不变，即"道"不变，与之适应的生存方式和生命救助原则就永远不会变。"大道至简""存在就是合理""适者生存"这些都适用于对中国医学模式的认识。

《黄帝内经》用宇宙间亘古不变的最基本、最普遍的法则阐释人体生命现象，使其具有能够穿越时空而不朽的生命力，《黄帝内经》是中医药学发展的里程碑，不仅奠定了中医药学理论基础，同时也奠定了生命文化基础。

4. 中医药专业性与科普性共存

中医药文化学是研究中华民族生命文化的学科，是关于生存智慧、生存方式、生存态度、生命保护规律的讨论，解决的是人类社会活动中每个生命体都关心、都重视的问题，涉及到日常生活中衣、食、住、行的方方面面，而解决问题的思维方式仅仅是最基本的自然法则，即"天理"。看病未必必须借助精密仪器、治疗未必需要高深技术、药物未必需要通过工业化提取。中医药学解决问题的方法可以是煲一锅汤、熬一碗粥、沏一杯茶、泡一壶酒、扎一根针、上一块夹板；简单到一次发汗、一次浸泡、一次睡眠、一次刮痧、一次针刺、一次火罐、一次艾灸、一次推拿、一次热敷、一次谈话、一次唱歌、一次运动、一次散步……方法融入日常生活中，文化思想却涵盖上下五千年。在人类生命能够触及的每一个领域，中医药学所具备的生命平衡调摄策略与"颐养、防患"特色，可以让每个生命体都受益。因此，其普适性超过任何一个学科。中医药文化不仅仅是中医药专业的文化，同时也是长寿文化。学习中医药文化，就是学习符合规律的生命养护法则、方式与方法，就可以让生命获得可持续发展的机会。全民健康是全社会每个人的生命健康，只有每个生命体都掌握长寿之道，民族文化素养与生命素质才会有效提高。

中医药方法手段具备简、便、廉、效的特点，即操作简单、使用方便、成本低廉、行之有效。这体现了中医药方法手段普适化、生活化、日常化的特色。市面上一些非中医理论指导下的产品与方式方法更容易被贴上中医药标签，进行所谓的科普宣传推广。而西方医学专业性强、技术手段工业化程度高，所有环节必须在医药学专业场所实现，很难在日常生活中复制。

中医药方法简、便、廉、效，但是，所有的操作都是在中医药理论指导下符合"天理"的行为。"道"，就是其科学观与价值观。世间万事万物都有自身客观规律、都由矛盾组成，符合事物本然规律，寻找到矛盾双方的平衡点就是成功的保证。同样的物品，能用与不能用、会用与不会用、有效与无效之间考验着中医的成色。实践是检验真理的唯一标准，而真理，一定符合天道。

第三节 中医药文化学的学科任务

中医药文化学，是研究中医药学科思维方式、行为规范、文化特点的专门学科，对学习了解中医药学科、传播中医药文化乃至实现民族文化复兴都有着深远的历史意义与现实意义。

1. 明确中医药文化概念

文化，最早出现在《周易·贲卦·象传》"观乎人文以化成天下"，重点阐述文化是人类活动客观"纹路"印记，有移风易俗的教化作用。作为中华传统文化的组成部分，中医药文化是约束中医药活动的行为规范，在世界医药科学史上独具特色。

中医药文化的学科任务之一，就在于文化的研究与学习限定在中医药活动方面。哲学与医药学相互渗透融合虽然是中医药文化的特点之一，但是不能用中华传统文化代替中医药学科文化，哲学思维影响下的医药学思维，才是中医药文化的研究与学习主体。

2. 反映中医药文化特征

中医药文化涵盖内容广泛，大到学科文化理念、小到香囊荷包，上到国学之道、下到具体操作，无处不"文化"。因此，能够准确反映中医药学科特征、提炼区别于传统哲学的医药学科文化内涵，并用现代通用语言进行表述的内容才能本质上体现中医药学科文化特征。

本教材围绕"生"的学科目标，立足理顺"谁在生""如何生"等学科范式中的逻辑关系，将"谁在生"落实到学科对象——"人"，将"如何生"落实到学科模式——"人与天合"，同时解决天人之间桥梁——"阴阳五行"问题，展示中医药学科特征，告诉世界"什么是中医"，避免对文化泛泛而谈，以"中医药文化核心理念"阐发学科文化精髓。

3. 挖掘中医药特色文化

特色是一个事物或一种事物显著区别于其他事物的风格和形式，是该事物独有的。

经历过几千年淬炼的中医药，本身在世界医疗体系中具备独特性。在与其他医药学体系比较中，其独特性又体现在以下两点。

1）"人无我有"——养生与经络的理论及其实践乃至相关器具，都是其他民族医药学文化中不具备的特色。

2）"人有我优"——本草与抗疫的理论及其实践。其他民族医药学也会选择本草，大多以成分运用，而中药本草是在中医阴阳平衡理论指导下四气五味的运用。中医药"大锅汤"与"社区—方舱医院—重症医院—防复门诊"联动模式，以及扶助正气化湿浊方法，即是"人有我优"的特色。

这对发挥中医药特色优势，解决中国基本医疗保障问题，实现"健康中国"战略具有重要现实意义。

4. 注重中医药人文化成

中医药事业发展需要后继有人，学校教育、师承、自学、社会普及都是中医药事业发展不可忽视的环节。由古到今的"大医"更是中医药优秀人才的培养目标。

几千年来，使用中医药的老百姓是中医药发展的土壤，中医药人文化成不仅体现在中医药行业从业者，更体现在从小培养的文化认同，中医药文化进校园、进社区、进工厂、进农村、进部队——进到千家万户，做到为百姓身体健康保驾护航，只有人人健康才会真正实现"健康中国"。

第四节　中医药文化学的研究依据

中医药文化核心理念、文化内涵、文化特色、行为规范与方式及其术数运用等在中医药学基础理论奠定之时已经成熟，应该避免现代人的主观臆断。学科的研究与学习，需要客观、严谨。其一，历史文献和考古物证清晰证明着中华民族的生命观和价值观；其二，《黄帝内经》实实在在记录着中医药学科理念。因此，历史文献记载与相关考古物证，以及《黄帝内经》本身是最直接的铁证，也为研究与学习中医药文化提供最令人信服的依据。历史文献、考古物证、《黄帝内经》链接成中医药文化研究与学习的路径。

1. 中华民族与中医药文献经典

中医药文化伴随着中华传统文化的成熟而奠基，哲学向医学渗透是中医药文化的特点。因此，先秦时期诸子百家文化思想，尤其是对生命文化的相关讨论，是学习研究中医药文化不可或缺的基本内容。

哲学向医学渗透的特点决定了学习先秦时期相关哲学思想是了解中华传统文化对医药学影响

的重要途径。

2.《黄帝内经》积淀文化思想

《黄帝内经》是中医药发展的里程碑，其成书历史时期的社会文化背景是研究中医药文化思想不可或缺的内容。《黄帝内经》本身直接表达的生命价值观念与理念，是不可替代的依据。《黄帝内经》奠定的不仅是中医药学的理论基础，还奠定了中医药学的文化基础。因此，《黄帝内经》成书时期的社会背景、思想背景、文化背景、生产力水平，以及《黄帝内经》的著作内容是研究、学习、体会中医药文化的重要依据。

3. 中华民族与中医药考古物证

民族文化与中医药文化都经历历史积淀，相关的考古文化物证，尤其是先秦至《黄帝内经》成书前后的汉朝画像石就是研究与学习中医药文化的有效参考。

远古先民对生命的态度在"钻木取火""构木为巢""结网捕鱼""发明耒耜""神农尝百草"等文献记载中可以找到。上古先圣对生命文化的理解可以在诸子百家的言论中找到。道家炼丹、儒家《易经》、秦始皇入海求仙，这些汉民族对生命文化的探索都在正史中有所记载。中华民族对生命的态度在汉朝画像石上铁证如山。

历史上对中医药的打击往往是在与西方医学对比中将中医归属为"旧文化"。学科文化的学术研究需要避免感情用事，需要客观对待。当新的文化、新的观点、新的技术出现，传统的文化不应该等于落后的"旧文化"。

民族文化、民族医药学科的科学性与文化特色是以能否符合事物规律、自然之道，能否有可持续发展的机会来判断。研究与学习中医药文化学的依据与立足点需要做到"坚守中华文化立场、传承中华文化基因，不忘本来、吸收外来、面向未来，汲取中国智慧、弘扬中国精神、传播中国价值"，才能实现以中医药文化助力民族文化复兴。

第五节　中医药文化学的主要内容

中医药文化学的主要内容包括中医药文化渊薮、中医药范式文化、中医药特色文化、中医药策略文化、中医药临证文化、中医药大医文化等六章。

1. 中医药文化渊薮

主要介绍中医药文化的形成与发展，阐述中医药文化在各个历史阶段的文化特色与发展趋势。厘清中医药文化与中华传统文化一脉相承的结合点，准确反映中华传统文化对中医药发展的影响。本章分为中医药文化守正传承与中医药文化发展趋势两节进行介绍。

2. 中医药范式文化

主要说明从事中医药活动中所共有的价值观念，围绕中医药学的生生不息的学科目标、解决学科对象"谁在生"的问题、解决学科模式"如何生"的问题、解决学科模型"如何实现"的问题，厘清中医药学科的核心内涵文化及其逻辑关系。本章分为中医药学的目标文化——"生生不息"、中医药文化的学科对象——"人最为贵"、中医药文化的学科模式——"天人合一"、中医药文化的学科模型——"阴阳五行"四节进行讨论。

3. 中医药特色文化

主要说明中医药的"人无我有"与"人有我优"的医药学理论与实践特点。挖掘"人无我有"的养生与经络特点，发现本草、抗疫与其他医药学的不同之处，本章按照养生文化、经络文化、本草文化、抗疫文化四节内容进行讨论。

4. 中医药策略文化

主要阐述人体生命养护，采取颐养天年策略；针对引起疾病的缘由，采取防患未然策略；针对生命失调状态，采取调整阴阳、动态平衡策略。本章按照颐养天年、防患未然、以平为期三节进行讨论。

5. 中医药临证文化

"临证"明确了中医药实践是一个立足"证"的辨别处置过程，所有活动围绕"证"进行。首先确定临证思维方式与需要达到的健康标准，通过四诊合参诊断方式、临证辨证思维，再选择处方用药与术数的"辨证施治"过程。本章按照临证理念文化、临证健康文化、临证诊断文化、临证辨证文化、临证施治文化、临证术数文化六节进行讨论。

6. 中医药大医文化

"大"义为正大光明，"医"义为国医、太医。医药学救命无小事，《古今医统大全》指出："夫医非小道也，立生民之命，赞天地之功，其惟医乎？"扁鹊、张仲景、孙思邈、李时珍皆为大医。

大医本身就是中医药文化的践行者，中华传统文化中讲仁爱、重民本、守诚信、崇正义、尚和合、求大同的思想精华渗透入中医药实践过程中，形成仁心仁术、悬壶济世、审时求真、扶正祛邪、以平为期、美美与共的大医情怀。其成长路径在于医易相通——修成大医、学典业医——积成大医、临证实践——练成大医。

第一章　中医药文化渊薮

导学

中医药文化伴随着中华民族生活、生产实践进程从远古走来。在与疾病、死亡的斗争过程中，中医药文化逐渐脱离了原始巫文化的束缚，不断吸纳中华传统文化精华，随着社会进步、生产力水平提高，形成了以传统哲学思维方式为核心的中医药人文思想。

本章主要讨论中医药文化在萌芽、奠基和成熟等不同阶段的发展状况，在伴随社会进步和生产力水平提升过程中受到传统文化的影响，以及中医药文化近代发展状况与未来趋势。

本章学习目的在于掌握中医药文化在萌芽、奠基、成熟和受挫与复兴等各阶段的特点，尤其是文化"轴心期"民族文化与中医药文化的关系与奠基之后中医药在临证文化建立、分科细化、标准规范、学术争鸣等方面所形成的历史文化学特色；理解中医药文化在近现代发展中所遇到的问题与阻力；了解中医药文化的未来发展趋势。

中医药文化是中华民族在生息繁衍过程中，通过与疾病、死亡的不懈斗争，伴随着社会进步、生产力水平提高，不断吸纳中华传统文化精华，摆脱原始巫文化束缚，受中华民族诸子百家学术争鸣形成的"轴心期"传统哲学思想影响，经历萌芽、奠基阶段，在学科不断完善与发展过程中，逐渐形成的以中国传统哲学思维方式为核心并逐步走向成熟的中医药人文思想。

第一节　中医药文化守正传承

中医药文化是中华传统文化的组成部分。经历了几千年的发展历程，中医药文化必然受到中国社会发展思潮的影响与渗透。原始社会的人类为获取生存机会已知道让自身行为与天地合拍，为生命不息而不断自强；大禹治水建立夏朝，同时建立夏朝历法——《夏小正》，更在意天时规律对农耕活动的影响；殷商虽然受巫文化影响，讲求祭拜天地，祈求天遂人愿，然而周朝逐渐脱离巫文化影响，自觉以德配天并形成医药学科体系；经过春秋战国诸子百家文化大讨论，至西汉"罢黜百家、独尊儒术"，民族文化思想空前统一，由此奠定了中华民族生命文化思想基础。

学科文化超越不了民族文化，只有民族文化成熟，才会有学科思想成熟。所以，中医药文化伴随着民族文化的成熟与渗透才完成了自身学科文化成熟，她带有强烈的民族文化特征，实实在在地传承着我国民族文化的正统文脉。

一、先秦时期——中医药文化的萌芽阶段

先秦时期，主要是指上古社会与夏商周时期。此期中华民族还处于社会生产力水平低下、为生存努力适应大自然环境的阶段。医药学经历了从无到有，秉承"生生之道"，从一个民族的生存方式逐渐演化出"人与天地相参"的生存立命的策略，创立了中医药特有的哲学基础、思维方式、文

化特质与诊疗技能。追寻历史，在于寻找中医药在萌芽过程中所受到社会思想影响的轨迹。

（一）远古社会的生命救护

人类生存面对千难万险，总要有智慧者引领。人民是创造世界的动力，所谓人民就是远古社会的智者，这些智者都为历史所记载，更何况是一个民族的创世祖先。神话思维阶段，是人类思维发展必经的初期阶段。追寻宇宙起源，把创世之神想象为自己的祖先，造就了各民族的神话传说，其中包含了一些真实的历史痕迹。

1. 文献史料记载的上古

《韩非子·五蠹》记载了上古时期有巢氏和燧人氏的事迹："上古之世，人民少而禽兽众，人民不胜禽兽虫蛇。有圣人作，构木为巢以避群害，而民悦之，使王天下，号曰有巢氏……民食果蓏蚌蛤，腥臊恶臭而伤害腹胃，民多疾病。有圣人作，钻燧取火以化腥臊，而民悦之，使王天下，号之曰燧人氏。"表明中华先圣从居住条件、食物加工方式上积极主动适应大自然，为获取生存机会作出不懈努力。

"三皇"时代在中国历史上是不可缺少和极其重要的时期，学界多作为传说来看待。"三皇"一般指伏羲氏、神农氏和黄帝。《周易·系辞下》将三皇排序为"包牺氏没，神农氏作……神农氏没，黄帝、尧、舜氏作"。现代考古认定，伏羲时代大约相当于旧石器时代晚期，神农时代大约相当于新石器时代的早、中期，黄帝时代大约相当于新石器时代晚期向青铜时代过渡的时期。

"三皇"之首——伏羲氏，作为华夏始祖与人文初祖的地位从未动摇。他身上承载了太多的历史创造，是中华民族传说中的天下第一王。伏羲氏画八卦，结束结绳记事方式并建立了整体思维；制嫁娶，纯正血缘关系，倡导优生优育；驯六畜，野兽变家养，解决饮食资源；制九针，创造砭石针疗技术；师蜘蛛织网，教民捕鱼提高渔猎效果……继之为神农氏，他尝百草发明农耕与医药，师野猪拱地发明耒耜……黄帝制陶，蒸饭煮粥，让仓颉创造文字，让伶伦制作乐律，让大桡制定甲子，让岐伯著写医书……这些都展示着中华先圣们善于学习、仿生创造，通过努力自强不断推动社会进步和人类进步的轨迹。

2. 考古物证展示的上古

人类曾经创造了众多璀璨辉煌的文明，只是由于缺乏史料文字记载，部分文明成果仅存在于传说和神话中，作为文化现象流传了几千年。考古物证作为记载文明轨迹的铁证，可以直观显现先民们在生存思维方式形成与生命救护手段提升上所做的努力。

（1）红山文化中的天圆地方

红山文化遗址，主要发源于东北地区西南部的辽河流域，范围北起内蒙古中南部地区，南至河北北部，东达辽宁西部。经碳-14年代测定，其年代处于5000~6000年前的新石器时代。社会形态初期处于母系氏族社会的全盛时期，晚期逐渐向父系氏族过渡。表明早在五千多年前，北方以女性血缘群体为纽带的华夷部落集团就已经存在，以不争的事实证明了华夏民族的起源与有序传承，证明了华夏民族上下五千年的真实历史轨迹，反映了中国北方地区新石器时代的文化特征和内涵。

1）红山文化中的"天圆"

在红山文化的牛河梁遗址东面，考古人员发掘出用淡红色石块砌成的大型圆形祭天祀坛。祭坛由三层以立石为界的阶台和坛上积石组成，呈逐渐高凸的三重同心圆结构（图1-1A），外、中、内圈直径分别为22m、15.6m和11m。三圆圈的直径比为$\sqrt{2}$，而等腰直角三角形直边为1，斜边即是$\sqrt{2}$（图1-1B、C）。由此，不得不佩服先圣的智慧。

圆形祭天有可能源自天上太阳、冰雹、龙卷风形状所形成的理念，三重圆之"三"，寓意"三天"的理念。古人观察到无论一年多少天，最具代表性的"天"只有白昼最长的一天——夏至，黑夜最长的一天——冬至，白昼与黑夜一样长的一天——春分或秋分，也是太阳从正东到正西、

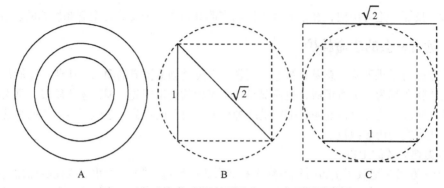

图1-1   红山文化遗址东面圆丘——东天圆示意图

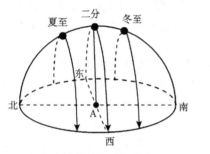

图1-2   一年之中最关键的时间节点——"三天"

东北到西北、东南到西南在地球上画下的三道抛物线。这"三天",是能够代表天的最直观、最简单、最核心的外象,见图1-2。

2)红山文化中的"地方"

红山文化遗址中除圆形祭坛还有两层积石组成的方形积石冢,示意图见图1-3。

考古认为,红山人当时已经掌握内切圆(方圆图)、外接圆(圆方图)的方圆相生概念(见图1-4)。由"三圆两方"产生了"三天两地"的概念。

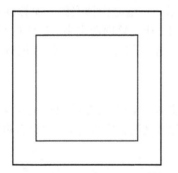

图1-3   红山文化遗址西面方丘——西地方示意图

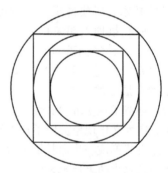

图1-4   方圆相生

后世更有《周髀算经》(示意图见图1-5)"圆出于方,方出于矩"的论断与《孟子》提出的"不以规矩,不能成方圆"的理念。

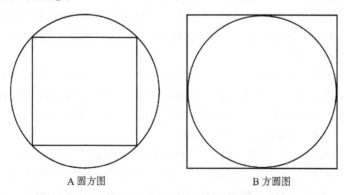

A圆方图   B方圆图

图1-5   《周髀算经》中的圆方图与方圆图示意图

令人惊奇的是，几千年后北京天坛的"三圆"（三层圆台与祈年殿三层圆顶）、地坛的"两方"（两层方台），对天地的表达形式同出一辙，让人真实感悟到中华上下五千年文明"一脉相承"，见图1-6。

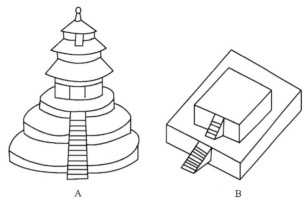

图1-6 天坛的"三圆"（A）与地坛的"两方"（B）

中华大地上初民对天文的关注，多源于农耕活动靠天吃饭的需要，因此他们对瞬息万变的自然气象充满敬畏。这些自发的生存方式在后期逐渐转化为符合天道规律的自觉行为，最终促进了"人与天合"的医药学模式的形成。

（2）西水坡大墓的星象图

河南濮阳的西水坡大墓，位于濮阳县城西南隅西水坡，距今约6500年，45号墓是此遗址主墓，墓主人是一位身长1.84m的男性，头南足北仰卧。墓顶呈拱圆屋顶形状，寓意"天"，墓底为方形边沿，寓意"地"，符合天圆地方理念。墓主身旁左右有蚌壳组成的青龙与白虎图案，与古天文四象中东宫苍龙、西宫白虎相符，见图1-7。

南方拱形墓顶外25米处灰坑，寓意已经到天界，内有人骑龙图案，与《史记·孝武本纪》等记载的黄帝骑龙升天、《大戴礼记·五帝德》记载的"颛顼……乘龙而至四海"的传说相符，见图1-8。

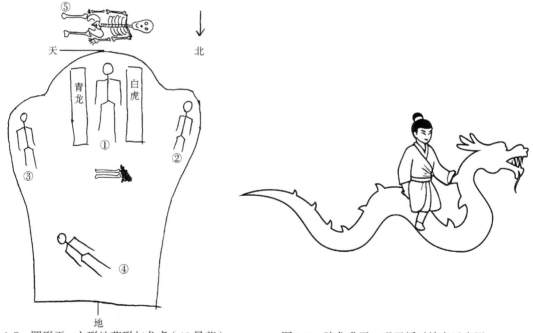

图1-7 圆形天、方形地墓形与龙虎（45号墓）　　　　图1-8 骑龙升天、观天授时蚌壳示意图
　　　注：①墓主人；②~⑤殉葬者。

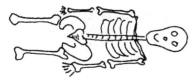

图 1-9　31 号墓无小腿少年示意图

墓室再南方有 31 号墓，与骑龙升天蚌壳图、45 号墓均在一条南北子午线上。31 号墓葬是一个无小腿少年（图 1-9），小腿骨被放在 45 号墓主人脚下，与蚌壳摆放的三角形相连，分别代表北斗星斗柄与斗勺，呈现出 31 号墓到 45 号墓的整体性，见图 1-10。

有学者认为，31 号墓无小腿少年象征夏至之神，与 45 号墓主人东、西、北三小龛内各葬少年形成夏至、冬至、春分、秋分殉葬制式。45 号墓主人脚下代表冬至少年的下葬角度，头部正好对着当地冬至太阳初升的方向。西水坡大墓的星象图再现了当时的实际星空，同时体现了古人以恒星授时并与测量日影相结合的深刻寓意，见图 1-10。

无论是在西水坡大墓时期、还是在红山文化社会，同样看到的是对"三天""天圆地方"、北斗星授时定位等天文的记载，与《鹖冠子》记载的"斗柄东指，天下皆春；斗柄南指，天下皆夏；斗柄西指，天下皆秋；斗柄北指，天下皆冬"相合，反映了在没有历法的年代，以北斗星象定时定位的时空思维，是中华先圣关注天文对生存影响的记载。

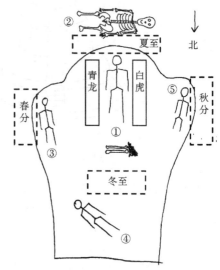

图 1-10　红山文化遗址中二分二至（"三天"）示意图
注：①墓主人；②～⑤殉葬者

（3）五千年前的开颅手术

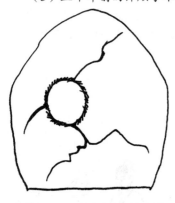

图 1-11　392 号墓墓主的头骨

大汶口文化，距今 4000～5000 年，主要分布在黄河下游一带，是我国新石器时代文化的代表之一。在对山东东营傅家大汶口文化遗址的挖掘中，发现 392 号墓墓主的颅骨右侧顶骨有一个 3.1cm×2.5cm 的椭圆形穿孔，推测是墓主生前实施头颅手术后留下的，见图 1-11。颅骨的洞口，因再生而变得钝化，有明显的康复痕迹，表明这例手术相当成功，患者在开颅手术之后仍存活了较长时间。这是迄今为止中国发现最早的开颅手术成功的实例，显示了我们的祖先对于医疗技术成功的尝试和探索。

并且，此处文化遗址墓地中的随葬品呈现多寡不一的现象，多者达四五十件，寡者一件都没有，显示社会已产生严重的贫富分化。而 392 号墓主人随葬品极少，或许说明开颅术当时已成为一项较为普及的技术，可施用于一般百姓。

总之，五千年前的开颅手术实例，让我们对原始居民的生命救护方法感到惊叹，说明中医药学在生活斗争实践中萌芽、奠基、成熟绝不是一句空话，切实可见先民们在生命存活中的努力。

（二）夏商周时期的生命救护

从夏朝对天文高度关注，转向殷商敬畏乃至迷信上天，再到周朝自觉醒悟以德配天，随着社会进步与生产力水平逐渐提高，夏、商、周三代对天的态度与研究有所不同，生命救护方式也发生了极大的转变。

1. 夏朝时期

夏朝，约公元前 2070 年～公元前 1600 年，历时 470 年，是中国古代文献记载的最早朝代。从考古年代看，约在新石器时代晚期与青铜时代初期。河南二里头遗址为夏朝都城遗存已为学界共识，对二里头及周边一系列遗址的考古发掘研究证实了这里是中国古代最早的具有明确规划的都邑，其布局开创了中国古代都城营建制度的先河，是中华文明从古国迈入王国的主要标志。这里出土的青铜器是中国最早的一批青铜器。

（1）夏朝历法——《夏小正》

《大戴礼记》中的"夏小正"篇，是现存有关"夏历"的重要文献，也是我国最早的天文历法著作。春秋之时，《论语·卫灵公》就记载了孔子"行夏之时"的主张。司马迁在《史记·夏本纪》中说："孔子正夏时，学者多传夏小正云。"《夏小正》中所用的月份是"夏历"的月份，对每个月的物候、气象、天文及相关农事活动都有记载，实是中华民族观象授时经验的汇集。

孔子处在周朝却主张"行夏之时"，是因阴历每年头一月为"正"——"正月"。夏正建寅，阴历正月朔日为岁首，称"人统"；商正建丑，以阴历十二月朔日为岁首，称"地统"；周正建子，以阴历十一月朔日为岁首，为"天统"。"建"，是指"斗建"，即北斗星所指时辰。这样夏商周三朝虽各为政，但因历法统一，被视为"三统""三正"，寓意着中华文明千古流传，从未断代。虽经后期历法演变，但在公元前104年汉武帝时期落下闳修历之时，依然认为夏历最符合天文实际情况，依然"行夏之时"。《黄帝内经》采纳"正月太阳寅"就充分体现了中华传统文化对于医药学的影响与渗透。

（2）流星雨记载

《竹书纪年》记载："帝禹夏后氏八年……夏六月，雨金于夏邑。"这是公元前21世纪，降落在今河南省的一场铁陨石雨，是人类历史上最早的一次陨石雨记录。《竹书纪年》和《世本》亦都记载了在夏桀十年，"夜中星陨如雨"。

夏朝有关天文的记载不仅是《夏小正》历法和流星雨，还包括夏朝后期的王，起名均与天干（甲、乙、丙、丁、戊、己、庚、辛、壬、癸）相关，如胤甲、孔甲、履癸等。这些都说明我国是世界上最早进入农耕生活的国家之一，农业生产要求有准确的农事季节，所以古人观测天象非常精勤，并将此习俗一直沿袭下来。明末清初的学者顾炎武指出："三代以上，人人皆知天文。"说明在夏、商、周及之前的时期人人知晓农耕活动，而农耕文明极其重视天象，这就极大促进了古代天文知识的发展，并对后世的"天人合一"生存方式，即《黄帝内经》所表述的"人与天地相参"思维影响深远。

2. 殷商时期

殷商，中国历史上继夏朝之后的一个王朝，约公元前1600年由商族部落首领商汤灭夏创立，历经554年，约公元前1046年被周朝武王所灭。奉天运、祭鬼神、重商业以及使用甲骨文和青铜器是殷商时期的主要文化特征。

（1）疾小臣

甲骨文中多次出现"疾小臣"一词，应该是当时管理殷朝宫廷医药的医官，可以算是最早出现的宫廷御医，说明医药学专职人员在殷商时期已经出现。甲骨文还以"疾×"命名病种，头伤为"疾首"，眼伤为"疾目"，足伤为"疾足"，腹伤为"疾腹"等。显然这些记录仅仅是客观病位记录，而非疾病发生机理分析，说明当时只是认识疾病的存在，而不太清楚疾病机理。从中国最早的关于疫疾的文字记载亦可分析当时对于疾病的治疗手段。卜辞原文是"乍（疫），父乙，妣壬豚，兄乙豚，化口……"意思是疫情突发，为众人祛除疠疫举行一系列祭祀先人的活动。

殷商甲骨文中有很详细的天象记录。卜辞中关于日食、月食和星辰的记载，是世界上最早的天文学资料，说明殷商时期先民们依旧传承着上古以来农耕民族对天文与物象的重视。甲骨文的记载也从侧面说明，限于当时生产力水平，殷商先民对疾病的认识和治疗手段有限，除了烟熏、针灸、按摩等，不排除占卜、祭祀的方法。

（2）巫文化

《礼记·表记》载："殷人尊神，率民以事神，先鬼而后礼。"殷人崇拜天地神祇，包括天神、地神、日神、月神、雨神、风神、云神、雷神、雪神等自然神；同时，殷人宗教信仰的尊崇重点是祖先神，重要目的在于延续血缘。《左传》有言："国之大事，在祀与戎。"由此可见，遇事祭祀和出兵征伐是当时整个国家的最重要事务。

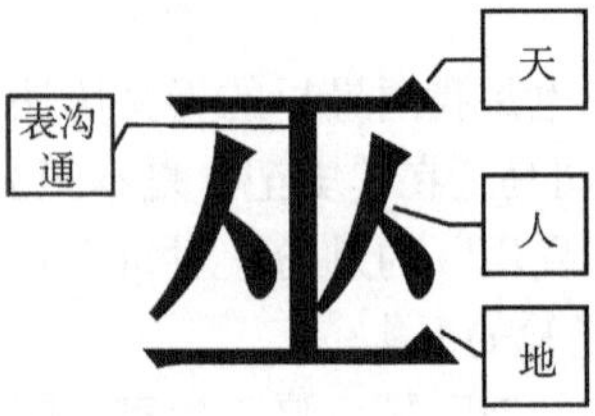

图1-12　"巫"字示意图

由于生产力水平低下，巫成为殷商时期的自然而然的重要存在。对于"巫"字本意的理解，有一种说法是，上一横代表天，下一横代表地，中间一根通天神器，扶着通天神器的职业人就是巫，"巫"即是"通天"的专职人员，见图1-12。

巫文化的核心仍然是通天，只是限于当时生产力水平低下，通天的方法比较原始。

"巫"是人类文明早期由于生产力水平低下而产生的客观现实。《山海经·大荒西经》记载："有灵山，巫咸、巫即、巫盼、巫彭、巫姑、巫真、巫礼、巫抵、巫谢、巫罗十巫，从此升降，百药爰在。"灵山即巫山，"从此升降"指这里是天地通道，也是天帝百药之园。十巫是以巫咸为首的巫文化群体代表。"医"的早期写法为"毉"，明显有巫文化痕迹。殷商时期，整个国家历史都处于巫文化时期，医药学也不例外。当然，受巫文化影响的学术不仅仅只有中医药，只是因为传统文化影响下的中医药至今仍在发挥作用，才使得医巫关系备受关注。

3. 周朝时期

周朝，是中国历史上继商朝之后的第三个奴隶制王朝，公元前1046年牧野之战后正式建立，延续约790年，公元前256年灭亡。以公元前771年镐京陷落与公元前770年平王东迁为界，又分为西周和东周两个阶段。周朝受殷商文化影响颇深，尤其继承了其奉天运思维；但在取得天下过程中意识到"得道多助，失道寡助"，只有遵道，才能获得"吉"象。所谓"皇天无亲，惟德是辅"，由此影响三千年以来中华民族"以德配天"的思想。同时，周朝国家体制等级化严明，渗透到医学管理体系。东周以降，经济、政治和社会文化出现了巨大变化，"礼崩乐坏"，诸子蜂起，百家争鸣。医药学的发展也受到了极大影响，中医药的理论化和学科化都始于这一时期。

（1）"道"思维建立

周朝原是商朝的诸侯国，奉天运思维根深蒂固，在灭商的牧野之战前夕，同样祭祀问天，得到的结论是商王朝气数未尽。姜子牙驳斥道："枯骨死草，何知而凶？"《尚书》的"泰誓""牧誓""武成"等篇记载了周与众方国的同盟大军集结，举行孟津之会，继之开展牧野之战的情形。成语"牝鸡司晨""反戈一击"的典故皆源于此。因商之无道，激起公愤，从而促使形成灭商的同盟大军；之所以"反戈"，是指商朝奴隶将矛头调转，攻打商朝的都城朝歌，说明了周朝取代商朝是"得道"之行为。

《周易》针对商汤取代夏桀、周武王取代商纣王的行为评价与总结道："汤（商汤）武（周武王）革命，顺乎天而应乎人。"周朝人从取得政权的过程中感悟"得道多助、失道寡助"，而并非像殷商民族认为通过敬重鬼神就可以得天下。上天庇佑的是有德之民、有德之族，合道、遵道、守道而为，则"天自佑之"。

"道"才是影响成败的关键，"德"是遵道而为的心理轨迹，"以德配天"成为周朝人的价值观，从而开始有意识地摆脱殷商时期巫文化的影响，医药学也出现了"信巫不信医者，不治"之说，走上"医巫分家"、追求"以医见道"之路。

（2）医药学基础

周朝之前，已有上古开颅术、砭石、九针、熏疗防疫等医药防治技术的积累，亦有横跨巫医两界，如巫彭、巫咸等人的医疗实践经验，这些都为医学学科的正式形成奠定了基础。形成学科体系最终有赖于思想成熟。周朝以后，随社会发展与生产力水平的提高，医药开始了各方面的进步。

《周礼·天官冢宰》里记载了食医、疾医、疡医、兽医的医学分科，并描述"医师掌医之政令，聚毒药以供医事"，说明医药学在当时作为职业已经独立出来，并有官方分科。《史记》专为周朝民间医生扁鹊立传，传颂其高尚医德与高明医技及其与蔡桓公、虢太子等人的交流，可见周朝时中医药学的情况。

（3）国家体制的影响

周朝，从周天子到诸侯、卿大夫、士、庶民直至奴隶，有等级森严的制度，这种国家体制同样渗透到医药学管理中。根据《周礼·天官冢宰》，宫廷医学被分为食医、疾医、疡医、兽医等四科。"食医，中士二人。疾医，中士八人。疡医，下士八人。兽医，下士四人。"其组织系统为"医师（医政与医事管理）上士二人、下士四人、府（药房管理）二人、史（医案管理）二人、徒（炮制加工等）二十人"。医疗考核制度为"医师掌医之政令，聚毒药以供医事……岁终稽其医事，以制其食"。等级考核制度为"十全为上，十失一次之，十失二次之，十失三次之，十失四为下"。文案记载"凡民之有疾病者，分而治之，死终，则各书其所以，而入于医师"。

由此可见，医药学围绕"遵道而为"的思想，在管理模式、官方与民间实践等方面得到了很大的发展，尤其是扁鹊"六不治"中强调"信巫不信医者，不治"，说明医学逐渐脱离原始的巫医混杂状态，开始形成独立的学科。

二、秦汉时期——中医药文化的奠基阶段

东周时期"礼崩乐坏"，中国进入春秋战国时期（公元前770年～公元前221年），呈现"诸子蜂起、百家争鸣"的文化大讨论。这一时期，也是世界文明和思想的跃进时期，德国学者雅斯佩斯（Karl Theodor Jaspers）称其为"轴心时期"，时间大约在公元前800年至公元前200年之间，并指出："人类一直依靠轴心时期所产生、思考和创造的一切而生存，人类文明每一次新的飞跃都要回顾这一时期。"此期，诸子百家的思想理论成果不仅奠定了民族文化的思想基础，也奠定了生命文化基础。

（一）诸子百家争鸣

春秋战国时期，各种思想学术流派交流碰撞，形成诸子百家争鸣的繁荣局面，建立了以儒、道、墨、法为代表的哲学体系，与同期古希腊文明交相辉映。先秦诸子虽非专门的医药学家，但他们对生命和身体、形与神，以及天人之间的关系都进行了广泛讨论。

1. 关于天人思维

中华传统文化历来关注天的文化、人的文化、天人之间关系的文化，注重人类本身与生存环境的研究。先秦时期，关于宇宙与人类由来及其相互关系的讨论，促进了宇宙生命"与天合拍"思想的萌芽。

（1）宇宙与人类

《尸子》对宇宙的表述为："四方上下曰宇，往古来今曰宙。"《庄子·杂篇·庚桑楚》对宇宙定义为："有实而无乎处者，宇也；有长而无本剽者，宙也。"明确"宇"，是有实体而无边际的空间概念；"宙"，是有长短而无始无终的时间概念。宇宙，在先秦已经明确为人类生存的时空概念。这种时空概念，直接影响到后期人体研究的环境。

先秦对宇宙、天地的观念，直接影响着对宇宙构成要素、宇宙模式的认识。关于宇宙模式，在古代天文学上曾有"盖天说""浑天说""宣夜说"等三种不同的学说。其中"盖天说"出现最早，在西汉以前影响最大，其认为宇宙的结构是"天圆如张盖，地方如棋局"。《素问》的"阴阳离合论"和"宝命全形论"都提到"天覆地载"，明确受到"盖天说"的影响。

古人也将天地未开辟以前的宇宙想象为一团模糊的状态——混沌。此即"浑天说"的来源。西

汉刘安《淮南子·诠言训》解释为："洞同天地，浑沌为朴。未造而成物，谓之太一。""太一"亦"太极"，最早见于《周易·系辞上》"易有太极"。东汉王充《论衡·谈天》指出："说《易》者曰：'元气未分，浑沌为一。'"混沌成为天地未分之前的"一"，即道家所说的"元气状态"。《周易》用"易有太极，是生两仪，两仪生四象，四象生八卦，八卦定吉凶，吉凶生大业"来阐述宇宙与万物由来。受此影响，集上古大成的医药学专著《黄帝内经》将太极所生阴阳两仪视为万物由来的原动力，在《素问》中专列"阴阳应象大论"。后世"太极拳"以拳式演绎了"无极生太极，太极生两仪"的宇宙观。拳式以"起势"隐含太极从混沌中"无中生有"的状态；紧接着"野马分鬃"以双手左右分合的拳势，隐喻天地从无到有衍生出阴阳两仪；而整体拳式始终以"抱球式"展示天上太阳东升西落、地上水流从西往东，形成天地阴阳左右升降、左右逢源与交流不息的态势。《黄帝内经》中所言"左右者，阴阳之道路也"，同样传承着太极阴阳宇宙观，将人体的认识置于全宇宙中，奠定了时空医学的基础。

（2）天地造人类

先秦时期，时空中生命的起源以及人类自身的由来也成为诸子关注的问题。《管子·内业》中提到："凡人之生也，天出其精，地出其形，合此以为人。"道家老子在孔子问道时提及："人生天地之间，乃与天地一体也。"《庄子·知北游》有言："人生天地之间，若白驹之过隙，忽然而已。"墨家的《墨子·兼爱下》也有相同的提法："人之生乎地上之无几何也，譬之犹驷驰而过隙也。"诸子对生命由来的认识有着共同趋向，认为人类是天地产物。诸子讨论影响着当时哲学思维的形成，对后世的影响一直持续，如西汉刘安在《淮南子·精神训》直接指出"烦气为虫，精气为人"，即认为人是天地精气所化生，动物是天地浊气所化生。关于人类由来的传统文化与医学讨论，反映着民族思维的一致性，即天地合气为人，人为大自然天地的产物。这一思想直接影响着《黄帝内经》"人以天地之气生"与"人生于地，悬命于天，天地合气，命之曰人"的论断。

人有形，神相随。《荀子·天论》中明确指出："天职既立，天功既成，形具而神生。"《灵枢·本神》也有相似描述："天之在我者德也，地之在我者气也。德流气薄而生者也。故生之来谓之精，两精相搏谓之神。随神往来者谓之魂，并精而出入者谓之魄。"强调了神随形生，即人有形体结构的同时，也有生命能力，形成的人体不仅是生命结构体、更是生命功能体的"形神俱备"观点。"形神一体"观点对中医理论产生了深远影响，使得中医药学始终强调形体修复与心神调适的统一，对今日人体的健康管理颇有启迪。

2. 关于道德思维

在道思维建立的过程中，老子首先从抽象的哲学意义将"道"规定为万物的本体、本原。庄子继承发挥老子思想，从物之道升华至宇宙之道。《易传》发掘"道"的本质，明确"道"的实体，以阴阳为名，即"一阴一阳之谓道"。《韩非子·解老》中将老子之"道"化为"理"，指出："行端直则思虑熟，思虑熟则得事理，行端直则无祸害，无祸害则尽天年。得事理则必成功，尽天年则全而寿，必成功则富与贵，全寿富贵之谓福。"将行端直、得事理与成功、全寿、富贵的有福结果画上等号，建立起遵道即成功、全寿、富贵、有福、享受天年的价值观念。

简而言之，德，就是符合规律、符合事理的作为。"道"思维经过诸子百家讨论，完成了"道"与"理"的概念转化，建立起阴阳为道的理论体系。事物本身的规律是自然之道，符合"道"的人类作为才是"德"。道德主体——人的觉醒，体现着中国古代圣贤崇尚道德、重视节操和修养、追求完美人格的境界，也促使中国人数千年来持续重视对道德的培养。尊"道"守"德"，不仅是"得天下"的保证，也是健康长寿的基础。

（1）有德者、得天下

夏朝因大禹治水有功德而立，因夏桀荒淫无德而亡；商朝因成汤"舍身桑林祈雨"有功德而立，殷商纣王荒淫无德而亡。周朝人讨伐商王的行为是"恭行天罚"（替天行道），"牧野之战"利用人心向周，宣扬、强化的是"德"。周人认为殷亡于无德，天命转移到有德的周人身上，只有敬德、守德、尊德，才能维持国家长治久安。《尚书》明确指出："皇天无亲，惟德是辅。"《荀子·天论》指出："天行有常，不为尧存，不为桀亡。应之以治，则吉；应之以乱，则凶。"国家有德，就能够得到上天的眷顾，成为"受命之族""受命之国"，帝王有德才能成为"受命之人"而"奉天承运"。《易经·系辞上》指出："自天祐之，吉无不利。"周朝社会生活中，道德主体"人"的觉醒，逐渐取代了殷商时期"天"与鬼神的决定性力量，降低了对"天"与鬼神的盲从心理。虽然在形式上仍然是对"天"与"帝"的崇拜，但通过"修德"这个纽带，进行"返身修性"的自我完善，人的自我"主宰性"与修德意识开始显现。周人意识到单纯只敬奉鬼神不足以得民心而治天下，有德才能得道、得天下，由此"以德配天""敬德保民"的思想便应运而生，有德而得天下，以德而治理天下，固化了中华民族从周朝以后三千年来的"德"文化，影响了中华民族几千年的思维方式和价值取向，"得道"就是中华先民心中至高无上的大德。

（2）合天理、讲道理

老子《道德经》指出："是以万物莫不遵道而贵德。"德，成为道的载体、道的体现，是能够看得到的心理活动轨迹，是能够通过感知后所进行的行为。"道"为天地万物运动变化最根本的规律，对中国古代哲学发展产生了重大的影响。以"道"为中心建立起以做事合天道、做人讲道理的价值观念。中医药学活动就是以阴阳变化之道，辨疾病变化之理，据理施以治疗的过程。合天理、讲道理也是中医药治病的理论基础。《素问·上古天真论》指出："其知道者，法于阴阳，和于术数……故能形与神俱，而尽终其天年，度百岁乃去。"《素问·至真要大论》强调："谨道如法，万举万全，气血正平，长有天命。"清朝石寿棠的《医原》对此进行了总结性的论述："凡和缓之所未发，仓扁之所难言，莫不因人见天，葆其天之所本有，治其天之所本无，以人治人，实以天还天而已。"认为"道"是合天年、度百岁的修身养性依据。

（3）德养性、德润身

事物本身规律是自然之道，符合"道"的人类作为才是德。天下有德，万事万物就有规矩、有纪律、有次序。上古统治者已经认识到要以德服人，如黄帝文化强调尊德重道，治理天下。老子主张"少私念，去贪心"，强调"淡然无为，神气自满"；孔子提出"德润身""大德必得其寿""仁者寿""修身以道，修道以仁""杀身以成仁"；孟子指出"爱生而不苟生""舍生以取义""富贵不能淫，贫贱不能移，威武不能屈"，把道德和节操看得比生命还重要。这一思想一直被承续下来，如元朝曾世荣的《修德诗》指出："正心德为本，修身善为先。德显济世心，跳于方书间。百姓感其恩，忘死救圣贤。正心修身论，从此万古传。施善则神安，神安则寿延，行恶则心恐，心恐则损寿。"认为道德和智能完善的人就是圣贤，也能达到长寿，奠定了中华民族健康理念中修德与长寿密切相关的思想。

孔子通过"有教无类"的教育理念，把原先属于统治者的道德觉醒与道德追求，逐渐扩展为全社会都理应遵循的行为准则。同时明确"德"可以修炼而来，圣贤之人不是天生，道德高尚之人就是圣人。正如孟子所言，只要经过认真修养和锤炼，"人皆可以为尧舜"。对道德的关切成为孔学以至整个儒学最鲜明的特征。道德可以修炼，以道德教育代替宗教，是中华传统文化的特色之一。

"道"昭示着一切，但"道"无形，看不见、听不到、摸不着，只能通过思维意识去认识和感知它，以行为来表达展示。"德"是通过"道"来规范人类行为的承载和体现。道法自然，道德本身绝不是人类社会中人为的框架，而是顺应自然的产物。"道"不是制度学说，而是自然的关系法则。道德也没有古今、中外的界限。人行道，心有所得，则生智慧，身有所得，则健康长寿。不能不佩服古圣先贤齐家、治国、平天下，修身、养性、益寿命，随顺自然的大智慧，不能不感恩建立并传承这悠久传统文化的中华祖先。如果我们都能遵道做有德之人，许多个人问题、家庭问题、社会问题就会迎刃而解。符合社会道德水平，也是当前世界卫生组织强调的心理健康标准的重要组成部分。

3. 关于中和思维

"和"文化，即和谐文化，是以和谐内涵为理论基础的文化体系。"和"文化贯穿了中华文化几千年来的历史进程，涵盖了政治、经济、文化、社会、生态等诸多方面。中华传统文化经历诸子"百家争鸣"，逐渐"融合"形成儒、道两大显学，并且在两汉之际接纳佛教文化整合发展。文化成熟过程本身就是和谐、和合的结果。"和"理念为儒、释、道三家共识、通用，并成为儒家自身文化宗旨的核心概念，同时也被其他文化流派的思想家普遍接受并广泛运用，最终形成以儒家文化为代表的多元文化体。"和"是事物最佳状态的描述，"合"是双方相互合拍、合作的形式。可以理解为以合拍、合作的方式使万物达到和谐的最佳状态。"和"的过程中，守"中"与取"中"是矛盾双方和谐相处的基本法则。

（1）"和"思维建立

"和"的思想源于儒家，"和"的对象是阴阳。《周易》的基本思想是阴阳，《周易·系辞上》言"一阴一阳之谓道"，即《庄子》所谓"易以道阴阳"。阴阳之间的关系在于合与和，即合拍与适中。天地合和，而后有万物生长；男女合和，而后有子孙繁衍；寒热合和，而后有清平世界。《周易》强调阴阳调和，指出："阴阳合德，而刚柔有体。"所以"和"就是保证矛盾双方平衡的有效方法。"和谐"二字简洁而生动，朴实无华地反映了中华民族心灵深处对于人与人之间、人与社会之间、人与自然之间最佳状态的把握，以及对各种相互关系最深刻的理解，是对中国文化和中国哲学精神最精辟的诠释。

（2）"和"的社会

"和"的思想反映了事物的普遍规律，因而能够随着时代的变化而变化，随着社会的发展而不断丰富其内容。今天的"和"包括了和谐、和睦、和平、和善、祥和、中和、平和等含义，"和谐共建"蕴含着和睦相处、和衷共济、政通人和、内和外顺等深刻的处世哲学和人生理念。"保合太和"为最高的理想目标，继承了中国传统的重视和谐的思想。和谐思想在中国思想文化中影响甚大，北京故宫的三大主殿分别为太和殿、中和殿、保和殿，其名就来自《周易》的"保合大（一作太）和，乃利贞"，可见在封建时代的君主们就已经意识到"和合"思想在政治上的重要性，希望构建国泰民安的和谐社会。凡事求和谐成为中国文化起始至今不变的宗旨。"贵和"成为民族文化的记忆。

（3）"合适"的状态

最"合适"的状态，被称为"中庸之道""中和之道"或"中道"，反对事物极端化，以"中庸"的原则建立起事物最佳、最高、最理想状态。《论语·雍也》指出："中庸之为德也，其至矣乎！"孔子后裔子思在《礼记》中以专篇论《中庸》；宋朝，以二程（程颢、程颐）两兄弟与朱熹为代表的理学家们对中庸思想推崇备至，将《中庸》独立出来，与《大学》《论语》《孟子》并列为"四书"。中庸之道是中华民族为人处世的方法论，也是构成普遍的文化心理与社会心理的核心要素。《论语·学而》言"礼之用，和为贵"，把"和"作为处事、行礼的最高境界。其他人如墨子、管子、荀子等先秦诸子也多有关于"和"或"和合"的论述。"和合"概念在先秦时期基本形成。

"执中""守中"是中国文化的最高理想。最标准的天体时间节点就是大自然阴阳各半的春分与秋分之时；迄今最早的地理位置记载，莫过于西周何尊的"宅兹中国"；最典型的征象莫过于北京紫禁城建筑自午门到神武门之间 960 米长的南北中轴线，明清两朝皇城均是依此而起。皇城中轴线与北京城的中轴线重合，继续延伸则是地球子午线。截取地球子午线做皇城中轴线的巧妙思维，表达着皇宫里"正""中"之位置，皇帝主寝宫——乾清宫，与皇帝登基与举行大典和颁布政令的明堂——太和殿，均修建于此，寓意"中正之人"颁布"中正之令"，"替天行道"。清朝太和殿在明朝修建之初称"奉天殿"，清嘉庆年间改称"皇极殿"，均表达的是"中央之国""中正之国""受命之国""天朝"等含义。

（4）生存赖以平衡

和谐，不仅是中华民族的处事方式，更是生存的基本条件。人类生存在天地之间，寻找与天时季节和谐合拍、与地域条件和谐合拍、与人体生命现状和谐合拍的状态，在生与死、生与病、生与伤、生与灾等各种生存矛盾中，维持生命的和谐，为生命争取可延续生存的最佳机会。和谐、平衡，不仅是中华民族的处事方式，更是生存的基本条件，促使中医药学在追求"动态平衡"中寻找当下最合适生存状态、求得生存机会的治疗观的形成。这与西方医学主要以对抗性医疗手段为治疗方式有着本质区别。正如《医原》指出："天地与人，不外阴阳二气。天之阴阳失，相燮理之；人之阴阳失，医燮理之。良相、良医，总在调剂阴阳，使之两得其平焉已矣。"

（二）《易》与医易同源

《易》，经历了伏羲始作八卦，周文王演绎成《周易》，孔子率弟子修订《易传》三个历史阶段。东汉末年经学大师、易学大家郑玄注《周易乾凿度》谓："垂皇策者羲（伏羲），益卦德者文（周文王），成名者孔（孔子）也。"唐朝经学家孔颖达在《周易正义》中云："伏羲制卦，文王卦辞，周公爻辞，孔十翼也。"《汉书·艺文志》称其"人更三圣，世历三古"。儒家尊其为"群经之首"，道家崇其为"三玄之冠"，佛教传入中国后，儒、释、道三家虽要旨不同，但都共同尊崇《易经》。

易文化，是中华传统文化发展的根本与源头，对中国历代的政治、经济、文化等诸多方面都产生巨大而深远的影响，在古代是帝王之学，也是政治家、军事家、商家、建筑家、算术家、兵家、医药学家的必修之术。中国的建筑、医学、音乐、绘画、日常生活等，无不与《易经》有着千丝万缕的联系，至今仍影响着中国人的民族性格与民族精神。

中华医药学与易学一脉相承，集中体现了本民族对生命的态度与价值观，是几千年来易学文化的最直接秉承者和印证者。

（1）易学"三才"与整体观

《易经》产生于伏羲八卦。八卦各由三画组成，上一画代表天，下一画代表地，中间一画代表人，象征构成万物的最基本元素——"三才"。其中最关键的是通过卦画，展示人类在天地中的定位，人类头顶上天，脚踩大地，顶天立地在天地之间。周文王"兼三才而两之"，依据天有阴与阳、地有刚与柔、人有仁与义，将三画卦演绎为天有阴阳、地有阴阳、人有阴阳的六画卦，见图1-13。孔子带领门生在六画卦基础上，为后世完成关于六十四卦的文字画像描述与理论阐述，成就了《周易》。

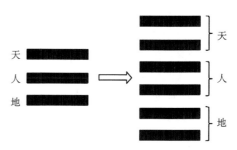

图 1-13　三画卦到六画卦的演变

以天道推衍人道，以人道效法天道，是《易经》的基本思维方式。天、地、人"三才"思维确定了人在天地之间的定位，促使中华民族将人事的研究与人体的研究都摆放在天地之中。研究天地对人类的影响，必然涉及人对天地的态度，由此产生天人一体化的整体思维方式，传统文化中称之为"天人合一"，确立了中华人类的生存模式；中医文化中称之为"人与天地相参"，确立了中医药学的医学模式。

《易经》的"三才"思想影响了全民族思维模式的形成，其渗透于中医药学，具体体现在季节（时）、地理（地）、体质（人）皆会对人体的生理、病理状态产生影响，从而启发中医药学因时、因地、因人的"三因治宜"思维。

人在天地中，必然考虑天体运行规律对人体生命节律影响，才会有与天地共阴阳、同节律的思维。天地中存在人类赖以生存的物质条件，影响到物质资源对人体供给与人类索取的态度与方式，如"天食人以五气、地食人以五味"，采天地之灵气、避天地之浊气，"趋利避害"等，均集中体现传统文化"天人合一"的生存模式。中医药学以"人与天地相参"为原则，将中华民族生存模式医学化，在医学活动中融入天人一体化的整体观念。

（2）易学"三易"与中医

"变易""不易""简易"谓之易学"三易"。不易者，为天地阴阳之"道"；为了适应不易的"道"，必须不断调整自身，称为"唯变所适"，即是"变易"；"简易"者，即是大道至简，是在"不易"的规律（道）与为适应规律不断"变易"之间找到平衡。

1）"不易"与中医：万事万物处于不断变化之中，但并不是捉摸不定的，都有自身永远不变的内在规律，即易学之"不易"。中华民族的科学观就是遵循事物本身的内在规律，从而把握住事态的关键，获得事物可持续发展的机会。受其影响的中医药学无论诊治还是调养，都是依据人体的不同状态，从所呈现出的疾病变化之征（象），推测身体阴阳变化之数（数），得出身体阴阳变化的内在之机（理），并以此病机为依据，命名为"证"而施治。

疾病症状万变，然而所有变化都是阴阳之数多少的变化，症变而"理"不变。中医最有特色的"辨证论治"，即是立足于"证"，同时参照于"病"，随机掌握变与不变之理，从而具体指导临床应用。其中有病相同但证不同，而治法相异，病不同但证相同，而治法相同，即所谓"同病异治""异病同治"。正如《医原·张序》所言："道之大原出于天，凡道之所分寄，亦必探原于天，医其一端也。盖天之道，不外阴阳五行。禀阴阳五行之精气，而人生焉，感阴阳五行之戾气，而人病焉……凡和缓之所未发，仓扁之所难言，莫不因人见天，葆其天之所本有，治其天之所无，以人治人，实天还天而已。"强调了任何情况下，守护人体功能本原状态，就是守护健康。

2）"变易"与中医：天地之间万事万物永远处于不断变化之中，"变易"是事物的必然特性，中华民族在天地变动中生存。受易学天、地、人三才思维影响的中医药学，把对人体的研究放在万变的天地之中，随天时之变、地利之变、人体之变，衍生出因时、因地、因人的"三因制宜"理论。

天之变无法控制，而人体之变化必须符合天地阴阳变化。将人体置于天地阴阳动态变化之中去求得相对平衡，衍生出以"辨证"为前提，与时间合拍、与空间合拍，根据季节、地域、人的体质强弱、疾病来势缓急等因素而产生的不同变化状态，所有结果都是当下变化的呈现。《古今医统大全》强调："医者意也，如对敌之将、操舟之工，贵乎临机应变。"中医辨证是在不同时间节点，以"适事为故"为度量标准，"以平为期"为调整目标，施以各种恰当的当下生命救治方法，最终目的在于对人体做出符合当下天地阴阳规律的调整，是易学"唯变所适""与时偕行"思维方式的切实体现。

3）"简易"与中医：《易经》之"变易"与"不易"看似玄奥，其实简单。"不易"是事物固有的内在规律，是以不变应万变的基础。"变易"集中体现在阴阳多少的改变，而阴阳多少是反映事物不同状态的根本。维持阴阳之间的动态平衡，是保证宇宙所有事物状态正常的原则。智慧的中华先圣凭借不变的规律，以万变之举不断做出适应性调整，在"变"与"不变"之间反映出事物的最简单的表达方式。

《易经》在变易与不易之间，着眼于宇宙天地，立足于人类自身，以"一阴一阳之谓道"立论，认为宇宙万物都具有阴阳、动静、刚柔等相反属性，提出"刚柔相推而生变化""生生之谓易"的观点，肯定相反事物之间"相感（感应）""相荡（激荡）""相推（推移）"的相互作用是事物变化的普遍规律，是万物化生的源泉。在认识宇宙运动变化规律中，探讨生命的奥秘，从而懂得生与死的缘由和规律，如此简单而已。受其影响的中医药学透过万变之现象（症状），究其不变之本质（证型），以阴阳为纲，解释生命的生理与病理状态，概括为"阴盛则阳病，阳胜则阴病"，提纲挈领，持简驭繁，成就"调整阴阳，以平为期"之最原则性的健康与调养目标。

（3）易学之"生生"与中医

《周易·系辞上》解释"生生之谓易"，突出"易"是事物的变易规律，体现于日往月来，阴阳交替，万物化生，即"生生"。宋朝周敦颐《太极图说》称："二气交感，化生万物，万物生生，而变化无穷焉。"

"生生"，第一个"生"为动词，有发生、产生、生长、生殖、生活、生养、培育、发展、滋润、壮大等含义，代表生命的趋向、生命的本能、生命的功能，就是求生；第二个"生"为名词，指生命本体。生生重叠，指生养性命，使生命得到活力。清朝戴震《孟子字义疏证·道》曰："在天地，则气化流行，生生不息。"在传统文化中，天地就是大的生命体，"生生"是天意，世间万物都遵道而"生"，"向生"是世间万物的秉性。医药学也只是人类遵道而为、效仿自然的"生生之道"的实践。中医药学的最终目的立足于"生"，所采取的一切手段都是为了生命体"生生不息"所做的努力。

《易经》不仅是从思想内涵上论述"上天有好生之德",而且用卦象将"生生"理念从形式上展示。其一,《周易·说卦》以乾为父,坤为母,代表天地阴阳,阴阳交合乃生万物。其余六卦皆乾坤所生,震为长,坎为中,艮为少,共长、中、少三男;巽为长,离为中,兑为少,共长、中、少三女。天道乾坤与社会秩序、家庭秩序相通,表达乾坤父母带子女生天地万物,建立起"整体观念",见图1-14。

其二,《易经》中的"否""泰"二卦,其上下卦的构成原则在于阴阳是否有交流。"否"卦上乾下坤,天地不交,因此闭塞不通;"泰"卦上坤下乾,天地交通,阴阳流转而有生机。充分体现出由"变易"而"生生"的理念,见图1-15。

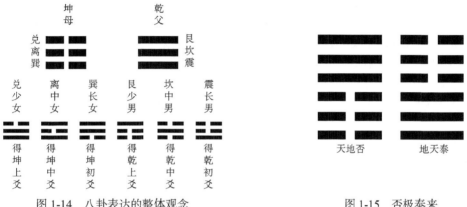

图 1-14 八卦表达的整体观念   图 1-15 否极泰来

其三,《易经》共六十四卦,最后二卦分别为"既济"卦与"未济"卦。第六十三卦"既济",上坎下离,象征水火既济,表示事物大功告成。而第六十四卦"未济",上离下坎,水火未济,提示尚未成功,仍需努力。六十四卦以"未济"卦为结,即是提示世间万物处于不断循环往复、周而复始,生生不息的状态。

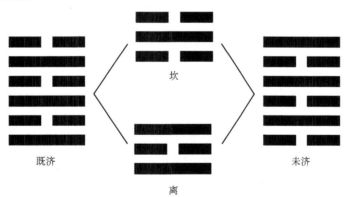

图 1-16 六十三卦水火既济与六十四卦水火未济

父母乾坤、否泰标准、以未济之卦作结,无不是无始无终"生生不息"的表达,体现了以天道推衍人道、以人道效法天道的准则,是中华民族传统思想文化的重要来源和基础。

"生生"是中华传统文化的主流,建立在传统思想文化基础上的中医药学也必然以"生生"为学科目标。易学强调"天地之大德曰生",其尊重生命的意识对中医药学有着深刻的影响与渗透,使得中医药学将"生"作为研究与努力的目标,中医药学就是专业化解决"生生"问题的学科。

（4）易学之"阴阳"与中医

阴阳,是对每件事物在天道中所存在的两个典型状态的表述,也是对事物属性和事物根源中矛盾双方的概括和表达。《易经》以阴阳表达万物,万物变化皆因阴阳量变与质变而起,历代学者以阴阳研究《易经》促使阴阳学说成熟。中医药学借阴阳学说阐释关于人体的一切变化，建立医学研究模型。

1）天体自然阴阳与表达：阴阳，是大自然固有存在的现象。宇宙以天地成象，空间以上下、左右、内外呈现；时间以日月推移，寒暑往来显象；人间以男女、老幼、生死对应；世事以动静、强弱、升降、大小、多少、刚柔、曲直、通塞表达。实际上，在伏羲画八卦以前，天地、水火、山泽、风雷、男女、左右、日月、昼夜、明暗等阴阳现象客观存在，万物属性划分自然而然。圣人不是创造阴阳，而是发现阴阳。

伏羲画八卦，只是集上古之大成，通过对大自然固有事物的观察，将阴阳的四时消长、昼夜明暗、五方分布、上下凸凹、快慢缓急、寒温冷热，以及对八个时间变化节点的思考，用抽象的八卦符号表达出来而已。

阴阳的人文符号，首先来自于伏羲八卦的形象，即以"▬▬▬"和"▬▬ ▬▬"两种符号，代表万事万物来源。宋·高承编撰的《事物纪原·天地生植·阴阳》记载"《春秋内事》曰：'伏羲氏，定天地，分阴阳。'"对阴阳属性的归类可总结为，凡是活动的、外在的、上升的、温热的、明亮的、广阔的、粗壮的……统属于阳的范畴；凡是静止的、内在的、下降的、寒冷的、暗沉的、狭窄的、细弱的……统属于阴的范畴。阳爻"▬▬▬"和阴爻"▬▬ ▬▬"象形图示，表达了其基本特性，促使此后对易学研究多以阴阳立论。

2）中华文化中的阴阳与气：西周初期，阴阳的概念就已在日常生活中广为体现。如《诗经·大雅·公刘》曰："相其阴阳，观其流泉。"公刘带领周人迁徙，时常观察日影，以阴阳确定南北方向。西周末期，阴阳概念与气的概念融合，有了阴气与阳气的概念。《国语·周语上》记载虢文公引用古代太史的话："自今至于初吉，阳气俱蒸，土膏其动。弗震弗渝，脉其满眚，谷乃不殖。"指出立春前后阳气上升，及时耕作疏松土地，让阳气得以宣发，以免土地板结，不长谷物。《国语·周语上》还记载比虢文公稍晚的伯阳父在周幽王二年发生地震时说："周将亡矣！夫天地之气，不失其序。若过其序，民乱之也。阳伏而不能出，阴迫而不能蒸，于是有地震。"以阴阳二气失调解释地震现象，预言天地失序，国将灭亡。阴阳，从自然出发，由最初抽象的八卦符号发展演绎出文字和图形，并被地上文献和地下文物记载，上升成为中国哲学思维的展现。

3）易学的阴阳与中医：阴阳，是中华民族对客观世界中矛盾双方最一般规律的直觉反映；五行，是组成客观世界物质及其事物之间关系的自然法则。阴阳五行也是关于人类社会发展一般规律的科学，是辩证唯物主义和历史唯物主义在中国社会的体现。现代社会科技发展迅猛，遮掩了许多事物的本质。阴阳五行概念抽象、概括，年代久远，被定义为中国古代朴素的唯物论和自发的辩证法思想。阴阳与五行，并非中国医药文化所特有，而是中华民族的文化根源，并在中医药领域得到充分运用和继承。

实际上，《易经》的"道"思维，首先明确"一阴一阳之谓道"，强调所有卦的外象改变都源自内在阴阳数量多少的变化。由于事物内在的阴阳变化才会有外象改变，阴阳多少的变化通过《周易》六十四卦和三百八十四爻表示万物的不同状态，阴阳数量变化是万事万物发展变化的内在缘由。《周易》的"和"思维强调阴阳当位，执"中"而协同，是维持事物正常状态的保证。中医药学引入阴阳五行学说，通过阴阳五行将人体与天体建立联系，从人体脏腑外象变化追究内在阴阳数量变化，以求和执中思想指导调整脏腑阴阳，以平为期。

（三）秦皇汉武时期的生命文化

秦朝（公元前221年～公元前207年）是中国历史上第一个统一的封建王朝。秦王嬴政先后灭韩、赵、魏、楚、燕、齐，结束了自春秋以来五百多年诸侯分裂割据的局面，在公元前221年，完成统一大业而称帝，史称"秦始皇"。秦成为中国历史上第一个中央集权制国家，对中国历史产生了深远影响。然而秦朝严刑峻法，滥用民力，导致官逼民反，陈胜、吴广斩木为兵，揭竿而起，天下响应，秦朝仅十五年即灭亡。继而楚汉争霸，刘邦战胜项羽并称帝建立汉朝，定都长安，史称西汉（公元前 206 年～公元 25 年），又称为前汉。

此期的文化思想对中医药学奠基影响颇大。学科思想一定是在民族文化的影响下产生的，只有西汉中期董仲舒"独尊儒术"奠定民族文化思想基础，尤其是对阴阳与五行关系进行有机整合，《黄帝内经》对中医药学理论与文化的奠基才会变为可能。

1. 大一统帝国的生生文化

秦始皇统一中国，筑长城，通秦直道、秦五尺道，修灵渠，建阿房宫、兵马俑，实现了车同轨、书同文、统一度量衡，他的许多远大抱负需要长生不老的健康体魄支撑。据《史记·秦始皇本纪》记载："齐人徐市等上书，言海中有三神山，名曰蓬莱、方丈、瀛洲，仙人居之。请得斋戒，与童男女求之。于是遣徐市发童男女数千人，入海求仙人。"秦始皇并非下海寻仙的第一人，他之前还有齐威王、齐宣王与燕昭王。但是，秦始皇中国始皇帝身份与寻仙过程详细为《史记》正史记载，如此将中国文化中"不死"的生生文化理念推向史无前例的巅峰状态。

即便是如此巅峰状态，由于全社会民众还处于"苛政猛于虎"的水深火热的生活之中，此行为仅仅是统治者的个人行为，不能代表这一历史时期的全社会普遍行为。到了汉朝，由于汉初改变治国策略，"苛政"变为"轻徭薄赋"，从汉初到汉武帝时代，风调雨顺几十年，《史记·平准书》记载："京师之钱累巨万，贯朽而不可校；太仓之粟陈陈相因，充溢露积于外，至腐败不可食。"被称为"粟红贯朽"。汉武帝时代出现全民寻仙、造仙的社会状态，汉武帝甚至被描述为与西王母有来往的半仙式人物，乃至达到"全民共仙"的社会景象。社会发达、人丁兴旺，财粮富足、粟红贯朽，生命不息，人人思长寿不再是统治者个人的行为，更是全社会的共同追求，生生不息文化普及全社会。

生生不息文化从秦始皇史无前例的巅峰状态，转向汉武帝时期全社会普及，秦皇汉武不仅仅是政坛霸主，更是生生不息文化的践行者与传承者，直接影响中医药学将全民族生命不息的愿望作为学科发展的最终目标。

2. 阴阳五行的学说成熟

历代易学家运用阴阳对《易》进行研究，客观上成为阴阳五行学说的主要阐发者，从而推动了阴阳五行学说的发展。

阴阳，从八卦阴阳爻符号开始走进中华民族文脉之中，最早的阴阳主要是山南朝阳、山北属阴的属性划分。后因周幽王二年发生地震，大臣伯阳父以"阳伏而不能出，阴迫而不能蒸"作解释，使得阴阳与气象联动，赋予阴阳二气以动力，阴阳成为阐释天地之动能。

五行，最早见于《尚书·洪范》，其旧传为箕子向周武王陈述的"天地之大法"，记载道："五行：一曰水，二曰火，三曰木，四曰金，五曰土。水曰润下，火曰炎上，木曰曲直，金曰从革，土爰稼穑。润下作咸，炎上作苦，曲直作酸，从革作辛，稼穑作甘。"五种物质各就其位，各有自身秉性特点。然而，阴阳与五行最早是两个相互独立的论述天地动力与基本物质的体系，直到西汉中期在董仲舒《春秋繁露》中得到整合，建立天时阴阳与大地五方时空对应关系，明确五行之间"比相生、间相胜"的"相生"与"相克"关系，同时强调五行之中"土"的中心地位，促使阴阳五行理论走向成熟，并凸显实用性。《黄帝内经》中阴阳五行对应关系、五行之间明确的生克制化规律、专论属土脾胃的《素问·太阴阳明论》等秉承了董仲舒的儒学思维，才会有阴阳五行指导与规范中医药几千年的临证实践活动。

阴阳五行之所以能够成为指导学说和思维模式渗透到中华传统文化理念中，原因有二。其一，社会普及。战国末期的阴阳家邹衍，以五行相克次序（此时未见相生关系）解释朝代更替，秦朝成为"奉天运"的朝代，此举得到秦始皇的采纳。《史记·秦始皇本纪》载："始皇推终始五德之传，以为周得火德，秦代周德，从所不胜。方今水德之始，改年始，朝贺皆自十月朔。衣服旄旌节旗皆上黑。数以六为纪，符、法冠皆六寸，而舆六尺，六尺为步，乘六马。更名河曰德水，以为水德之始。"试想秦始皇信奉秦朝代替周朝，是以水灭火、"奉天承运"的体现，并规定从衣物颜色、纪年历法，车道宽度、六马驾车制度等形式均与"水"相关，客观上为阴阳五行学说的传承与社会推广起到推动作用。其二，理论更新。"罢黜百家，独尊儒术"时代，董仲舒将阴阳与五行作为天地大法纲领，借"四时"为媒，将天之阴阳春夏秋冬与地之阴阳木火土金水整合为一体，指出："金木水火，各奉其所主，以从阴阳，相与一力而并功。"董仲舒对天、地、人以及阴阳五行所做的整合与统一，在阴阳五行学说发展历程中开汉朝儒学阴阳五行化的先河，其学术价值与意义非同一般。同时完成了自《吕氏春秋》以来，以儒家思想为主、融合各家建构成思想理论体系的任务，使得阴阳五行从此具有哲学的普遍意义，是自春秋战国以来对阴阳五行最系统、最详尽的论述，有划时代的意义。阴阳五行作为较为完善的学说，参与造就了中华民族的思维方式，并自然而然、顺理成章地成为中国传统学术的内在核心，对中华传统文化产生了全方位的影响。在医药学方面，《黄帝内经》借五行与人体五脏相联，借四时五方与天地相联，建立起中华民族的时空医学，找到"人与天地相参"的途径，就是最直接的例证。

3.《黄帝内经》为中医学奠基

《黄帝内经》为中医学的奠基之作，标志着中医药学走向成熟。其具体表现在以下几个方面。

其一，思想成熟。借助董仲舒对阴阳为纲气化万物、五行生克制化、五行以土为尊等观念，阴阳五行相互关系进行梳理、整合，完成天地人融合的一体思维。

其二，社会成熟。从秦始皇"焚书坑儒"到《汉书·艺文志》所载"汉兴，改秦之败，大收篇籍，广开献书之路"，呈现出稳定而尊重文化的社会环境。西汉时期学术研究之风盛行，也为医学相关论著的整理结集提供了条件，使得《黄帝内经》这部集前代医学大成的著作最终在两汉之际至东汉年间正式成书。

其三，技术成熟。西汉初年的马王堆汉墓出土的医药学简帛中，有《阴阳十一脉灸经》《足臂十一脉灸经》，至《黄帝内经》已有十二正经呈现，体现了针灸理论的发展成熟过程。同时，《黄帝内经》"正月太阳寅"也是公元前太初历的知识呈现，体现了历法知识在医药学领域的广泛应用。

其四，经济成熟。从秦王苛政、楚汉相争的乱世，到汉初"轻徭薄赋""文景之治"的休养生息时期，社会经济条件都不足以支撑大型典籍的编撰。只有到了司马迁《史记》记载的"粟红贯朽"之时，才具备"盛世修典"的经济条件。

综上，中医药奠基之作《黄帝内经》的成书，一定是在社会、思想、经济、医药学技术各方面均趋于成熟的基础上，才可能产生这样永传于世的经典之作。《黄帝内经》树起医学发展的里程碑，标志着医学基础理论与文化思想走向成熟。

4. 两汉医药学典范

东汉（公元 25 年～公元 220 年），是中国历史上继西汉之后又一个大一统的中原王朝，与西汉统称为两汉。两汉之间由西汉外戚王莽篡位，改国号为新，史称新莽。

两汉，是医药学发展的高峰阶段。《黄帝内经》奠定了中医药理论基础与文化基础，而理论基础上的医药学实践，需要历朝历代医药学家的前赴后继。东汉末年，张仲景著述《伤寒杂病论》，创建"六经辨证"与"脏腑辨证"临证思辨体系，被后世誉为"医圣"；同时期的华佗，创"麻沸散"，精于外科手术，被后世誉为"外科鼻祖"；又有董奉隐居山中，让患者以种杏树代替医药费，并以杏换粮赈济灾民，留下"杏林春暖"的佳话，成为医德榜样的典范。此三人被称为"建安三神医"。我国第一部完整的药物专著——《神农本草经》也出现于东汉时期。这些成就都说明在《黄帝内经》奠基后，医药学家勤于实践，促进了医药学全方位蓬勃发展。其中最有学术价值、最有代表性的是反映临证实践运用、创立辨证施治的医学典籍《伤寒杂病论》与记载临证药物使用的药学典籍《神农本草经》。

三、秦汉以降——中医药文化的发展、成熟阶段

秦汉以降中国社会经历魏晋南北朝（公元 220 年～公元 589 年）、隋唐时期（公元 581 年～公

907 年）、宋朝（公元 960 年～公元 1279 年）、元朝（公元 1271 年～公元 1368 年）、明朝（公元 1368 年～公元 1644 年）、清朝（公元 1636 年～公元 1912 年），中医药伴随着中华民族走向成熟。

（一）魏晋南北朝——医药学分科细化

魏晋南北朝（公元 220 年～公元 589 年），长期的战乱与频繁的朝代更替，中国社会处于动乱割据的状态。在动荡年代中，医药学家们通过师承、家传、自学等方式脚踏实地传承中医药学。他们总结医疗实践经验，注重实用性、个性化，促进了脉学、针灸学、药物、方剂、伤科、养生等学科的发展。

皇甫谧《针灸甲乙经》、王叔和《脉经》、陶弘景《本草经集注》、葛洪《肘后备急方》、雷敩《雷公炮炙论》的出现，不仅是《黄帝内经》基础上中医药学实践的深化，更是后世中医药学分科细化的开始。

哲学思想领域，打破儒家大一统思维，佛教融入、道教盛行、玄学兴起，也促使服石之风盛行，乃至影响到后世服石炼丹的流行。皇甫谧的《寒食散论》就是考察服散可以依据的最早文献。从积极意义看，服石炼丹是古代先民在生命不息道路上的探索，客观上促进了火药与化学用药的发展；而在养生领域，耽于丹药造成了更多的负面影响，不少人的健康因此受到了损害，也有人甚至丧命。唐朝 22 位皇帝中有五位死于服石炼丹，是中医药发展中的一段弯路。这在当时已经遭到一些中医药学家的反对，今天的中医药学也没有加以传承。

（二）隋唐时期——开启医药学"标准规范化"建设

隋唐（公元 581 年～公元 907 年）时期是中国历史上最强盛的时期之一。国家的统一，经济文化的繁荣，为医药学的总结和发展创造了必要的条件。在医学理论、药物学、方剂学以及临床各科全面发展的基础上，出现了总结、编纂、整理的趋势。历史上许多空前巨大的综合性医经方书著作、文献整理汇编及临床各科的总结性专著均产生于这个时期，对后世医学产生了重要影响。

1）巢元方《诸病源候论》是我国第一部由朝廷敕编，集体操作的医学理论著作。书中引录保存了古代许多珍贵医学资料，是我国第一部病因症候学专著。

2）杨上善受政令整理校定古代医书，著《黄帝内经太素》。该书从文献学的角度，用音韵、文字、训诂、注释等方法整理《黄帝内经》，成为研究《黄帝内经》的重要参考书。其后唐朝医家王冰对《黄帝内经素问》的注释，对《黄帝内经》的流传发挥了巨大的作用。

3）唐显庆二年（公元 657 年），唐政府诏苏敬等 23 人，举全国之力撰修《新修本草》，各地按本草标本制图献上，于唐显庆四年（公元 659 年）正月完成。这是世界上第一部由国家政府颁布的药典，较 1498 年的意大利《佛罗伦萨药典》、1535 年颁行的《纽伦堡药典》早 800 多年，对后世药物学发展有深刻影响，也开启了中医药标准化建设发展的先河。

4）孙思邈，后人尊为"药王"。著《备急千金要方》与《千金翼方》。两部巨著共 60 卷，药方论 6500 首，集唐朝以前医药学成就大成，对后世医学发展影响深远。

5）陈藏器《本草拾遗》是唐朝仅次于《新修本草》的一部重要本草著作。其"诸药为各病之药，茶为万病之药"论述中提出"本草茶疗"概念。

6）王焘《外台秘要》引用医家医籍达 60 部之多，可谓"上自神农，下及唐世，无不采摭"，为保存古医籍原貌和总结唐以前的医学成就做出了突出的贡献。

7）太医署，始建于南北朝刘宋时期，至隋唐，教学功能不断加强，人员建制包括医学、药学、行政三部分，在校师生达 300 多人，成为世界医学史上最早的医学校。

（三）宋朝——中医药学社会地位上升

北宋（公元 960 年～公元 1127 年），结束了五代十国的混乱局面，享国 167 年。与南宋（公元

1127 年～公元 1279 年）合称宋朝。

1）北宋年间，九位皇帝中熟悉与爱好医药学者居多。宋太祖曾为其弟治病；宋太宗广泛求集名方；宋真宗通晓一定医术，曾亲自面试考核漳州精通医术的刘元宾，亲自医治太尉王钦若、大臣杜镐、高相国等，大堂之上详细讲解苏合香酒制备方法；宋仁宗以甘桔汤加荆芥、防风、连翘组成"三圣汤"；宋徽宗崇尚医学，组织大量人力编撰《圣济总录》，并亲自作序。

2）宋朝发布的与医药学有关的诏令超过 830 次，医学成为政府"仁政"手段，统治者个人爱好并身体力行，在宋朝形成上行下效之风。知医、颂医成为社会时尚，医者社会地位日益提高，最高官职为翰林医官，由于翰林医官相当于五品大夫，后世称医生为"大夫"也由此而来。还出现有儒学修养的医生——儒医。《四库全书总目提要》指出："盖有宋一代，于医学最为留意。"

3）医学教育机构在此时期非常繁荣。北宋沿袭之前的太医署机构，转为太医局。宋徽宗期间，太医局考试可同儒生一起参加殿试，这在医学史上绝无仅有；各道州府仿太医局模式设立医学体制与管理人员，按地方人口增派医生等。

4）国家重视医药学书刊的编著。在国家尚未稳定之时，宋太祖即开展医方征集整理，著《开宝重定本草》；宋太宗历时十四年编著《太平圣惠方》并亲自作序；宋仁宗进行全国药物普查，编辑《嘉祐本草》；宋徽宗亲撰《圣济总录》。尤其是宋仁宗时成立专门的"校正医书局"，是医政史上的突破性创举，起到确保医书刊印质量的作用。《宋史·艺文志》收录宋朝医学著作 509 部，数量与质量都在历史上具有显著地位。宋政府编修多部本草与方书，在 167 年间，组织了多达十次大规模官刻刊印工程并发行天下，刊印医书数量之多、质量之高，世所罕见。

5）医药发展多样创新。流传甚广的朱肱《类证活人书》、全世界第一教具的王惟一所铸"天圣针灸铜人"、代表北宋药物学最高水平的唐慎微《经史证类备急本草》等，都凸显了宋朝中医药学水平。医药学分科进一步细化，妇科、儿科尤为突出，陈自明《妇人大全良方》和钱乙《小儿药证直诀》分别为现存妇、儿科的第一部专著。最早人体解剖图《欧希范五脏图》与南宋时期宋慈的《洗冤录》代表着解剖学与法医学的新发展。

6）医药学发展逐渐规范化、标准化。随着隋唐太医署、《新修本草》的出现，医药学呈现规范化发展趋势。及至王安石改革时，为抵制社会上假冒伪劣医药产品，在京城汴梁创立了"太医局熟药所"，专售成药和中药饮片，配制方法一律按照"国家标准"从严掌握；《太平惠民和剂局方》788 首处方经太医局验证后颁布天下，其也是最早的成药典；"天圣针灸铜人"是最早的医学教具，它确定了三百五十四个穴位；"校正医书局"集中人力、物力对古典医籍进行了较为系统的校正和刊刻印行。这些都标志着医药规范化、标准化趋向正在形成。

7）《清明上河图》中体现着医药学缩影。北宋绘画大师张择端《清明上河图》中，有三处中医诊所，两处是小儿科，可见宋朝小儿科发展景象。与宋之前外科、伤科未分不同，《清明上河图》中还见到一处专门接骨的诊所。图中绘制的"本堂法制应症煎剂"中药铺和"赵太丞家"匾额，真实再现了宋朝医药学繁荣景象。

（四）元朝——新学肇兴与学术争鸣

公元 10 至 13 世纪，在元朝建立之前，辽、夏、金、元与北宋及南宋的关系如犬牙交错，战争不断。到了元朝（公元 1271 年～公元 1368 年），元世祖忽必烈（公元 1271 年～公元 1294 年）承认和提倡以儒学为主体的汉族传统文化，并设立国子监，用汉文化教育蒙古贵族子弟，各地的学校也有了恢复或发展，上述做法有利于中原传统文化的传承。在卫生健康领域，基本形成了完整的医事制度体系。

1）少数民族统治的金元时期，医药领域学术争鸣。国家从政治、经济、文化等各方面进行改革，鼓励创新，是一个文化比较宽松开明的时代，也是中医与回医药、蒙医药等民族医药广泛交流融合，突破学术陈规，鼓励争鸣的重要历史时期。内科方面，对伤寒的研究成就最大，温病开始脱离伤寒范畴成为独立的病证体系。吴鞠通评价王安道为"始能脱却伤寒，辨证温病"第一人。金朝寒凉派刘完素、攻下派张从正，元朝补土派李杲、滋阴派朱震亨被后世尊称为"金元四大家"。

2）危亦林，著《世医得效方》，书中有世界上最早的全身麻醉的记载。在治疗骨折、脱臼，特别是脊柱骨折方面，运用了悬吊复位法与大桑树皮固定法，与现代的整复手术和石膏固定法的基本原理一致，达到了很高的水平；齐德之的《外科精义》是一部综合当时三十多家外科著作成就的集大成著作，代表了元朝中医外科方面的成就；针灸学在元朝也有发展，代表人物是滑寿，其《十四经发挥》是一部针灸学专著。

3）元朝时期，政府推行回、蒙、汉医药学并举。在传统医学基础上，吸收了阿拉伯医学长处，大力推广回回医药。广惠司与回回药物院是回回医药的重要管理机构，太医院以及上都、大都等都有回回医药，并有《回回药方》行世，有不少关于回药和回回外科方面神效的记载。回回医药学在元朝得到发展后，与中医药深度融合并存。

4）宫廷饮膳太医忽思慧，写下我国第一部营养学专著——《饮膳正要》，其指导理论仍然是《黄帝内经》，是蒙古族人运用汉医学的典范。明朝李时珍《本草纲目》也引用了该书的有关内容。《饮膳正要》强调："安乐之道在乎保养，保养之道莫若守中，守中则无过与不及之病"，是儒家思想影响下中医药与民族医药的有机融合，对我国民族医药史研究具有重要价值。

5）医药学在此时期分科进一步细化。唐朝医药分为医科、针科、按摩科、咒禁科四科，宋朝与金朝分十科，元朝医学比前代分科更细，共分十三科。分为大方脉科、杂医科、小方脉科、风科、产妇兼妇人杂病科、眼科、耳科、口齿兼咽喉科、正骨兼金镞科、疮肿科、针灸科、祝由科、禁科等。可见，元朝的医学分科更为完备。

（五）明朝——标志性典籍与医疗技艺呈现

明朝（公元 1368 年～公元 1644 年），是继汉唐之后，汉族结束元朝统治，建立的大一统中原王朝的黄金时期，享国 276 年。明朝医药学最高管理机构和医药教学机构是太医院。医药学发展时逢盛世，发生许多中医药学标志性的事件。

1）《普济方》刊行：1406 年，明代朱橚等主持收集编成《普济方》，载方 61739 首，是中国现存最大的一部医方书。

2）《本草纲目》刊行：1596 年，李时珍历时近三十年编著的《本草纲目》刊行，载药 1892 味，附药图 1160 幅，提出了较科学的药物分类方法，集我国 16 世纪之前药学成就之大成，是一部具有世界性影响的博物学著作。被国外学者誉为"东方药学巨典"。有韩、日、英、法、德等多种文字的全译本或节译本，2011 年被纳入《世界记忆名录》。

3）《类经》刊行：1624 年，张景岳撰《类经》刊行，是继隋朝杨上善《太素》之后，对《内经》进行全面分类、系统研究的典籍。全书多从易理，五运六气、脏腑阴阳气血的理论来阐发经文蕴义，颇能启迪后人，深为后世所推崇。同年，张景岳再编《类经图翼》和《类经附翼》。

4）《温疫论》刊行：1642 年，吴有性撰成《温疫论》。是我国第一部治疗急性传染病的专著，在温病学说的发展过程中贡献颇大。温病学说，渊源于《内经》，孕育于《伤寒论》，产生于金元，成熟于明清。《温疫论》对疫病病因、传播途径、人体易感性等内容的论述颇有见地，对当代疫病的中医药防治仍有借鉴意义。

5）人痘接种：1567 年，安徽宁国府太平县试行人痘接种方法预防天花。由此开启人工免疫法先河，标志着医学史上的重大进步。十七世纪中国种痘技术已相当完善，并已推广到全国、传入欧洲。

6）小儿推拿：隆庆五年（公元 1571 年），太医院撤销按摩科和祝由科，医学分科从十三科削减为十一科，直接导致手法治病不再合法，按摩失去了生存与发展的土壤，被迫朝三个方向分化：其一，以"手法"名义寄身于正骨科，以保存按摩手法的合法性；其二，转化为民间浴室和理发业保健按摩；其三，按摩的应用对象转向小儿，并在儿科临床形成推拿学术体系。以至于本来专指用于小儿的"推拿"一词从明朝起逐渐取代了"按摩"。"推拿"一词最早见于明朝张四维《医门秘旨》，书中有部分小儿推拿内容，并明确提出了"推拿掌法图"。万历年间的推拿著作中还出现过若干不同的有关按摩的名称，最后只有"推拿"一词流传并固定下来。最早的小儿推拿专著是明朝《小儿按摩经》（1601年），又叫《保婴神术》。提出了小儿推拿是"以手代针之神术""亦分补泻"的观点，标志着小儿推拿从临床疾病的防治升华为比较成熟的理论体系，逐渐走上独立发展之道。

此外，1601年，杨继洲著《针灸大成》。1617年，陈实功著《外科正宗》。1640年，张景岳著《景岳全书》。这些著作都对中医药学的发展有不菲贡献。

（六）清朝——温病与汇通学派兴起

清朝（公元1636年～公元1912年），医药制度、管理体制、医学教育等前期均沿袭明朝，中医药学无论是总体的理论阐述，抑或临床各分科的实际诊治方法至此都已臻于完善，与世界各国医药状况相比还略胜一筹，大量类书、丛书、全书辈出。只是长期的闭关自守，学界弥漫着浓厚的尊经风气，使这一时期的医药学不能真正全方位地有所突破。后期，随着国家主权的逐渐丧失，医药卫生事业也被打上半殖民半封建的烙印，但医药学仍然有所发展。

1）《医林改错》刊行：1830年，王清任历时四十二年绘成人体内脏解剖图，并以文字加以论述，著成《医林改错》。书中改正了古人对解剖的部分错误认识。梁启超称王清任为"诚中国医界极大胆之革命论者"。其创制的血府逐瘀汤影响至今。

2）温病学派发展壮大：明朝吴有性《温疫论》已经明确"夫温疫之为病，非风、非寒、非暑、非湿，乃天地间别有一种异气所感"。强调天地之间有"戾气"传播流行。清朝人口增加，城乡与海外经济交流日趋扩大，江浙一带传染病滋生、蔓延、爆发得相当频繁。在此历史条件下，温病学派突破伤寒辨证框架，在寻求新理论、新方法的医药学实践中发展起来。1642年，叶天士《温热论》创卫气营血辨证体系，成为温病学奠基之作；1798年，吴鞠通《温病条辨》创上中下三焦辨证体系，与卫气营血辨证体系互成经纬；薛生白《湿热条辨》强调湿热不仅不同于伤寒，也不同于温病；1852年，王孟英以《黄帝内经》《伤寒杂病论》为经，以叶天士、薛生白之温病、湿热理论为纬，著《温热经纬》。四位医家被后世尊称为"温病四大家"。

3）本草著作发展：清朝本草著作发展以社会普及、学术研究、药食同源三类为主，普及类代表作主要是《本草备要》《本草从新》等；学术类代表作主要是《本草纲目拾遗》《植物名实图考》等；药食类代表作主要是《食物本草会纂》《随息居饮食谱》等。

4）外治法在受限中发展：1758年，赵学敏《串雅·序》将禁药、起死、保生、奇药、针法、灸法、熏法、贴法、蒸法、洗法、熨法、吸法、杂法、取虫等28门被视为"医中小道"的走方医技巧进行第一次系统总结；1822年，道光皇帝以"针刺火灸，究非奉君之宜"为由，在太医院中废止了针灸科，使中医药外治法发展受到一定限制；1870年，吴尚先《理瀹骈文》总结了古代敷、洗、熨、熏、浸、盦、擦、坐、嗅、嚏、刮痧、火罐、推拿、按摩等各种简便廉效治疗方法，成就中国医学史上第一部外治专著。

5）中西会通学派发展：明中叶以后西方医学进入中国，并以治愈皇室要人疾患赢得信任（如传教士洪若翰以金鸡纳霜治愈康熙疟疾）。西人通过医药传教，办医院、办教会、办医校、办刊物、译医书、送国人出洋学西方医学等方法，推进了西方文化在中国的传播。这种情况下，四川彭县唐容川为代表的一批医家，逐渐形成了中西医会通的思想，采取变通的态度对待中医和西医，并采用当时所掌握的西医知识来阐述、论证中医的合理性，批驳消灭中医的论调，并且试图采西医之长，补中医之短，促使两种医学相互会通。唐氏与当时江苏武进县恽铁樵、河北省盐山县张锡纯、广东佛山县朱沛文，并称为中西会通四大医家。

总之，从远古到夏商周时期，中医药学科开始萌芽，春秋战国的诸子蜂起、百家争鸣，尤其是西汉董仲舒上承先秦、下启魏晋，为中医药的发展奠定了哲学思想基础。中医药传承中华民族正统文脉，成就《黄帝内经》奠基之作，在历朝历代社会更替、医药学实践中不断成长，形成了伴随不同时代特征，从学术争鸣、理论总结到建构规范，最终走向成熟的文化特征。

第二节　中医药文化发展趋势

近现代，伴随着"西学东渐"，中医药几经波折，存废之争一直不休，文化冲击延续不断。最终她以几千年连续不断、客观存在的事实，以及与民族传统文化一脉相承的特色，越砺越坚，迎来中华民族伟大复兴的中国梦所带来的发展机遇，在东方传统文化影响下走向未来。

一、近现代中医药文化发展状况

随着近现代科学技术的发展，西方医学与西方医学管理模式进入中国，西方文化从中国人最初带有鄙视所称的"夷学"阶段，转变为西方文化大量进入后开始接受的"西学"阶段，再进一步发展到被认为传统文化所不及的"新学"阶段。

传统的中医药文化遭到猛烈的冲击，知识界质疑中医药的科学性。从 1879 年俞樾《废医论》掀起对中医批判的浪潮开始，一直到南京国民政府时期，否定中医几乎成为一种政治正确，是民国官方与学界的共识。不否定中医，就极可能被视为保守落后。中医药遭遇主阵地萎缩乃至丧失的窘境。1912 年北洋政府开展学制改新运动，以中西医"致难兼采"为由，在教育部颁布的《中华民国教育新法令》中将中医教育弃于教育系统之外，这就是著名的"教育系统漏列中医案"；1929 年国民政府第一届中央卫生委员会会议在南京召开，会上余云岫提出"废止旧医以扫除医事卫生之障碍案"激起全国中医界反对，拉开近代新旧医学、中西医争论大幕。中医废存之争旷日持久，后因抗日战争全面爆发，暂时搁置。今日没有中医存废之争，中医药发展呈现出"回归传统中医""中西医结合"和"中医现代化"三个主要方向。

（一）中医药在抗争中坚持与前行

晚清年间（公元 1840 年～公元 1911 年），伴随着"西学东渐"，西方传教士办教会医院，清政府在缺乏近代文化资源的情况下采用了实用主义态度，采取支持和利用教会医疗事业的政策，客观上放弃对医疗卫生方面的国家权利。教会医院为中国的医药卫生事业打上了半殖民地半封建的烙印、成为中国卫生事业半殖民地半封建化的产物。一方面，西方教会医院、护士学校相继成立；另一方面，中医药事业却没有自己官方的机构，严重影响了中医药事业发展。

1. 西方医院模式进入

医院，是近现代医药学发展面向全社会的主要场所。18 世纪后，西方教会医院遍地开花，西方医学文化在我国得以迅速扩张，西式诊所和医院、西医院校的设立，成为西方文化在中国传播的重要工具与基地。19 世纪中叶，随着一系列不平等条约的签订，中国被迫开放了大量通商口岸，传教士在中国最早建立的教会医院是 1828 年澳门的眼科诊所和广州的伯驾医院，伯驾医院后改称博济医院。该医院一直存在至 1949 年，历时 121 年，是我国存在时间最久的教会医院。1848 年，广州、厦门、福州、宁波、上海五个通商口岸全部设立了教会医院或诊所。最早的教会医学堂是建于 1866 年的博济医学堂，孙中山先生就曾在此就读。20 世纪，教会医院在中国发展迅速，总体而言，西医院校在进入 20 世纪后取得了跨越式的发展，特别是 1901 年《辛丑条约》签订后，教会医学校快速增加。至 1915 年，我国已有多达 23 所西医院校和 36 所护士学校。其中不乏著名院校，如 1906 年成立的由英国圣公会、伦敦教会等机构联合创办的北京协和医学堂，后改名为协和医学院，是当时全国最大的教会医学校。

毫无疑问，西方医学院校和医院的设立形成了特有的教会医院文化。一方面，教会医院是西方文化进入中国的基地与必要工具；另一方面，教会医院收治了大量中国病人，培养了一批中国的医药技术人员，客观上对我国人民的生命健康起到积极作用，这个过程使得西方医学被国民自然接纳。与此同时，中国原有的太医院随清朝政府结束而消失，民间尚存的"坐堂医"和"走方医"无法与强大的医院模式对垒，中医药学的发展则自然萎缩。

清末，医院的概念已深入人心，中医界学习西方医疗形式，开始尝试创设中医医院。最早设立的中医医院即 1870 年开办的香港东华医院，该医院以中医为主，同时承担殓葬等社会责任。1871年成立的澳门镜湖医院、1899 年成立的广州城西方便所都是以中医为主的医院，同时也承担着慈善机构的部分职能。在西方卫生机构——医院文化影响下，中国的医院雏形已经形成，中国新兴的医院文化初见端倪。

进入 20 世纪后，全国各地陆续出现了公立性的中医医院，如 1900 年设立于山东省的中西医院，分设中医和西医两部。清末，京师设立了内城官医院和外城官医院，分别由内外城巡警总厅进行管理，成为全国最重要的官办医院。医院在医疗方面中西医并重，由于起初西医医生较少，该医院一度被认为是一所官办中医医院。总体而言，这一时期的官方对于中医和西医基本一视同仁，虽未形成规范化的医院管理制度，但官办医院多持有中西医共同发展的态度。

2. 中医卫生机构的艰难发展

中医药在近现代发展中面临的问题，主要是西方医学的冲击与国内质疑中医药科学性及其废止、取缔中医药文化的浪潮。西方医学在中国的快速发展引起了中医药界的高度重视，面对西方医学的传入，中国传统医学与之发生了激烈的碰撞。其中全盘西化的理论思潮一度占据强势，典型事件莫过于 1912 年北洋政府教育体系只提倡西方医学，有意把中医药完全排斥在医学教育系统之外，制造近代史上著名的"教育系统漏列中医案"。几千年中华文明史上第一次出现从政府层面无视中国传统医学的存在，推行西洋医学。至 1915 年北洋政府期间，丁甘仁成功创办了上海中医学校，并多次上书请求设立附属医院，受到教育部嘉许，得以获批。其后，北洋政府伴随"新文化运动"将中医纳入"旧文化""旧医"之列进行废除。1929 年，南京国民政府通过"废止旧医"提案，引起全国中医界群情激愤。较为突出的事件是由神州医药总会等机构组织的"医药救亡请愿团"，该请愿团向政府提出的一个要求是"开设医院以资实验"，虽然请愿无果而终，但社会各界一直没有放弃兴办中医院校的努力。1929 年 3 月 17 日，全国医药团体代表大会在上海召开，大会由来自全国各地的 132 个团体、262 位代表参加，共同商议对策。大会组织赴南京请愿团，迫于舆论压力，南京政府不得不暂缓执行"废止中医案"。自此，每年的 3 月 17 日被定为中医药团结斗争纪念日，史称"中国国医节"。

社会办医、办学、办杂志成为近代中医发展的三件法宝。1934 年初，南京国医传习所成立，后上升到中央管辖范畴，但因抗战内迁大后方，招生搁置十年。在战乱环境中，社会对医药的需求最为迫切。全面抗战爆发后，南京中央国医馆响应抗战需要，很快组织了中医救护医院与中医救护大队。中医救护医院由赈济委员会与中央国医馆会同设立，收容治疗前线伤兵数千人。南京沦陷前，中央国医馆馆长焦易堂带着医院部分人员西迁重庆，改名为中医救济医院，继续在大后方发挥作用。战争的不断扩大造成了大量人员伤亡和霍乱、痢疾等时疫流行。西医和西药匮乏，完全不能应对医疗需求。国民政府不得不从实际出发，调整对中医的政策。1939 年 7 月，国民政府颁布了《非常时期中医诊疗所组织法》；1943 年 9 月 22 日，又颁布了《医师法》，明文承认中医可称为"医师"，中医学校毕业即获得医师考试的资格，从法律层面保证了中西医的平等地位；1944 年，重庆国民政府还出台了《中医师担任后方征属及患病官兵医疗服务办法》。国难当前，中西之争被暂时搁置，临床疗效被置于首位，中医界医药报国的积极作为与临床疗效得到了社会各界的尊重。1944 年 5 月，在 1943 年创办的陪都中医诊所基础上，创建了官办国立陪都中医院，聘请当地由南京西迁到大后方的名医张简斋、邱啸天、胡书城、张锡君、胡光慈、沈仲圭等十余人应诊。

从 1912 年清朝灭亡至 1949 年中华人民共和国成立,北洋政府与国民政府从政府层面采取种种消灭中医的政策,至抗战全面爆发,才迫不得已调整对中医的政策。1945 年,全国中医师公会在重庆成立,张简斋任理事长,第一届代表大会提出筹办中医学院。然而,该愿望并没有达成。到中华人民共和国成立前夕,全国没有一所公立中医院校,散居在各地的约 50 万中医,绝大部分已无法继续开业行医,更谈不上学术研究,中医书籍的出版尤其困难。而对于中药生产,则听其自生自灭,中药质量低劣,中药行业税多捐重,导致药店纷纷倒闭。

(二)中西医的结合与矛盾

西方医学伴随着国门洞开,以教会医院的形式进入中国,延续至今。中医药存废之争,虽然因为 1937 年抗日战争全面爆发暂时搁置,但是在"西学东渐"背景下,文化思想上的争论必然成为一直延续的话题。早在 1913 年,毛泽东就曾在《讲堂录》笔记中写道:"医道中西,各有所长。"延安时期民主人士李鼎铭说:"中西医各有所长,只有团结起来才能取得进步。"在井冈山革命根据地被敌人封锁围剿、长征路途中和苏区缺医少药的情况下,中医药仍然顽强地做出了贡献。就全国而言,边缘化中医药的状态客观存在。20 世纪三四十年代,卫生部门官员薛笃弼称其为"被边缘化的中医和主流化的西医分歧",这种分歧延续到中华人民共和国成立初期。1949 年 9 月,第一届卫生行政会议中确定了全国卫生工作四大方针为面向工农兵、预防为主、团结中西医、卫生工作与群众运动相结合。毛泽东的一系列讲话和批示,为中医药学的发展指明了方向,以后几代领导人一直秉承这一方针政策。

中西医同时客观存在,关于西医与中医的争论、处理中西方医学矛盾是个长期的话题。中华人民共和国成立后,中央政府实施了正确的中医政策,创办中医进修学校、建设中医研究机构与高等学府,号召西学中,中医药事业发展的春天才真正到来。随着历史的前行,采用科学的眼光审视中医,高度重视并发展中医是学界较为普遍的看法。

(三)中医药科学化的主张

以科学的态度对待中医、梳理中医,促进中医更好地发展,这在当时成为中医界的主流观点,主张以科学方式梳理中医的人士认为,中医与西医相比,在确切性和严格实证性上不占优势,因此需要利用近现代科学技术丰富研究中医的手段。譬如 1934 年《中央国医馆整理国医学术标准大纲》中就曾指出:"以我国固有之医药学说,择其不背于近世学理者,用科学方式解释之","其方术确有效而理欠明者,则采用近世学理以证明之"。

另如丁福保于 1939 年为《国药新声》题写发刊词时曾指出:"所谓科学化者非仅徒托空言,必求之实际。即医说必循生理、病理之正规,方剂须循理化学、生物学之原则……至少限度,吾新中医界在理论方面应接纳传染病学说、内分泌说、维他命说,在治疗方面应采取各种特效疗法。"1940年,时逸人撰文提出"学说系统化、科学化""经验集中化、实验化""药物生理化、化学化"等主张。然而受制于当时的历史条件,上述所提诸多观点很难实现其初衷。

此外,在中医学术界引起较大反响的一类观点认为,中医经验虽可贵,但理论不科学,其主要代表人物为谭次仲和陆渊雷。这种观点认为中医理论知识基本无可取之处,只不过其经验尚存价值,只用中医的治疗方法而不以西医的理论作指导,中医只能算作一门技术。譬如陆渊雷对于《黄帝内经》持基本否定态度,认为该书不仅不能作为入门课程,且不应作为正常科目;对于《伤寒论》中的病因说则全盘否定,认为应完全利用当时西医的细菌学说。近代中医科学化成为当时中医界热衷探讨的话题。

(四)中医药文化发展取向

现代中医学术界对于中医发展通常划分为三个主要方向:主张回归传统的"纯中医",结合西医标准发展中医,以及重新审视中医、走向现代化。三者从不同的角度研究和发展中医,并在相互碰撞中共同促进了中医药事业的发展。

1. 主张回归传统的"纯中医"

主张全面继承中医药的传统特色，严格遵照中医药学自身的发生、发展规律，保持中医药的基本特点。支持这一观点者认为中医学自身的特点决定了"继承"的重要性，并以一大批名老中医为代表，常常专注于中医古代文献的整理和研究，注重总结名老中医的经验，强调使用传统的治疗方法进行辨证论治，认为任何科学都是在前人的基础上向前发展的，中医更是如此。如任应秋教授，五十余年穷治医经，对整理和发扬中医传统精华做出了重要贡献，这对于保持中医药的特色至关重要。

然而，继承虽然是基础，但并非主要目的，继承的目的更多在于将中医药理论发扬光大。面对西方医学发展的兴旺态势，单纯地强调传承不足以抵挡"西学东渐"浪潮的冲击。

2. 主张结合西医标准发展中医

在近代史上，当西医传入中国后，西方国家留学的大批西医相继回国，国内医学院校毕业生大量涌入西医行列，社会舆论也倒向西医，中医药则长期被认为是落后的伪科学。为了使中医实现西医所要求的"科学性"，中西医结合思想应运而生，这一思想的根本特点是，通过研究千方百计证明中医药符合西医的理论和技术要求，中医也是科学的。较为极端的观点认为，西医的标准必然是科学的，只要中医能够被证明符合这些西医标准，那么中医也能成为先进的科学。中西医结合思想在寻求中医发展的新途径方面有着积极的作用。它多主张中医吸收新知，借鉴西医中的优秀理论方法，以求得中医的发展，虽然中西结合学术思想中又存在不同主张，但多以肯定中医为前提。

然而，中西医结合的出发点虽好，但其结合的方法往往是用西医理论学说来解释中医的作用原理，因而在实际上沦为如何证明中医符合西医的要求，中医为什么不落后，甚至成为将中医与西医进行简单的对号入座，这就在本质上忽视了中医的整体性优势。受到这种思想的影响，在诊治过程中，一些医院由中医的望闻问切、辨证论治逐渐过渡到以西医的诊疗模式为主而忽略传统中医临证思维模式。中西医结合思想虽然为中医的发展创造出新的路径，但在实际操作中又难以运用现代科学充分论证中医的实质，这是中西医结合面临的棘手问题。

3. 主张重新审视中医、走向现代化

中医现代化思想主张，在保持和发扬中医药所独具的特点和优势的同时，运用现代科学的先进技术，特别是运用生命科学的理念和研究方法重新审视中医，给古老的中医学提供现代生命科学的依据，并用现代生命科学的知识来解释中医理论和技术，从而促进中医药事业的发展。

上述三种学术观点分别从不同角度探讨中医药文化的发展道路，各具特点和优势，不同观点之间思想的碰撞有利于丰富中医理论体系，有利于中医学术的发展。

二、中医药文化发展趋势

中华人民共和国成立初期，面对"西学东渐"在医药学上的文化影响与西方医院大量存在的客观事实，中华人民共和国政府制定了"团结中西医"的卫生工作方针，由此确定了中医药在中华人民共和国的地位。党的十九届五中全会明确提出了到 2035 年将我国建成文化强国的远景目标，对"十四五"时期推进社会主义文化强国建设进行了战略部署。中医药文化是中华传统文化组成部分，文化强国任重道远、义不容辞。党的二十大报告提出推进健康中国建设，"促进中医药传承创新发展"也被纳入其中。伴随着中华民族伟大复兴的中国梦，中医药文化迎来了与中华传统文化共复兴、共梦想、共辉煌的新时期。

（一）中华人民共和国成立初期中医药文化的发展

中华人民共和国成立后，在党中央的关怀下，中医药事业重新振作，我国中医药事业取得迅猛发展，在高等院校、医院、研究院以及个体行医各个方面取得了长足的进步。

中华人民共和国成立之初，国家千疮百孔、百业待兴，在医药卫生领域，民众面临着看病难、缺医少药的困难局面。尽管西方医学在中国已经取得了较大的发展，但当时全国从事西医工作的正式医生不到 20 000 名，根本无法承担起 4.5 亿中国人的医疗卫生工作。而中医药工作者境况亦不乐观，之前由于受到汪伪政权和余云岫民族虚无主义思潮的影响，中医药工作者数量锐减，中医药学术研究受到严重摧残，抢救中医药事业成了摆在新政府面前的重要任务之一。

以毛泽东为代表的党的第一代领导集体，高度重视中医药事业的发展。毛泽东在 1949 年 9 月接见出席第一届全国卫生行政会议代表时指出："必须很好地团结中医，提高技术，搞好中医工作，发挥中医力量，才能担负起几亿人口艰巨的卫生工作任务。"鉴于当时卫生界西医与中医并存的局面，毛泽东在 1950 年为第一届全国卫生会议题词"团结新老中西各部分医药卫生工作人员，组成巩固的统一战线，为开展伟大的人民卫生工作而奋斗！"确定了中西医结合的卫生工作发展策略。1952 年，国家在卫生部医政局局内设立了中医管理机构——中医科，1954 年卫生部设立了中医司，由卫生部副部长主管中医工作，同时还聘请了多位名老中医作为卫生部顾问。各省、市、自治区卫生厅（局）也相应设立了中医处，地、市卫生局则设立了中医科，有些县区卫生局还设立了中医股。总之，中华人民共和国成立初期，党中央的团结中西医与各项扶持中医的政策大大促进了中医药事业的恢复和发展，这充分体现在当时的中医管理部门话语权、中医教育和中医医院机构的发展上。

（二）中医药卫生文化的发展

中华人民共和国成立以后，党和国家十分重视发展中医药卫生事业，并确立了"团结中西医、继承发扬祖国医药学"的指导理念。从 20 世纪 50 年代开始，中医药从业人员先后由分散的个体组向联合诊所转变，随后又兴办起中医门诊部和中医医院，当时的中医医院分为全民所有制和集体所有制两种形式。中医医院、中医诊所、综合性医院中医科成为中医药事业发展的重要基地，中医药从业人员得到政府的肯定与补充。在此基础上，国家创办了一批直属于卫生部或省卫生厅的中医医院，如中国中医研究院附属广安门医院、西苑医院、上海中医学院附属曙光医院、龙华医院、北京中医学院附属东直门医院、广州中医学院附属医院、北京市中医院、江苏省中医院等，上述医院无论在门诊量还是在科研实力上均为中医医院的骨干力量，大量中医医院的设立为中医药事业的发展打下了良好的基础。

截至 2021 年，全国中医医疗机构数量已达 77 298 个，实有床位数 1 199 110 张；职工数量 1 599 943 人，见表 1-1。随着我国经济的发展，我国中医医院的数量进一步增加。

表 1-1　2021 年全国中医医疗机构、实有床位、职工数量

	机构数（个）	实有床位数（张）	职工数（人）	其中：卫生技术人员数（人）
中医类医院	5 715	1 197 032	1 394 421	1 189 658
中医类门诊部	3 840	947	51 144	41 562
中医类诊所	67 743	1 131	154 378	145 104
总计	77 298	1 199 110	1 599 943	1 376 324

（三）中医药教育文化的发展

1956 年，国家以东、南、西、北地域划分，各建一所中医类本科院校，北京、上海、广州、成都设立了全国首批中医学院，随后在全国各地成立了中等和高等中医院校。同时，在中西医结合思想指导下，在全国范围内掀起学习中医的浪潮，大批西医院校将中医课程列为必修课，中医教育在

近现代史上首次真正被纳入国家的教育系统，中医教育也正式被纳入国家高等教育的轨道，这标志着中医教育新纪元的到来。

高等中医院校从 1956 年创办至今，经历了从无到有、从小到大的发展过程，中医院校逐步形成了具有中医特色的学科群和课程体系，建立了一支具有相当水平的专业教师队伍，教学方法和手段也不断更新，中医药高等教育已经形成了较为成熟的办学体系，并成为我国高等教育的重要组成部分。据国家中医药管理局的统计，截至 2021 年，全国高等中医药院校有 44 所，开设中医药专业的高等西医药院校 152 所，设置中医药专业的高等非医药院校 259 所，见表 2。全国大多数省市均拥有独立建制的中医药类高校，这在培养运用祖国传统医药技术和提高人民健康水平上具有重要的意义。

表 1-2　2021 年全国高等中医药院校数及开设中医药专业的高等西医药院校、高等非医药院校数（单位：所）

机构类型	高等中医药院校数	开设中医药专业的高等西医药院校数	开设中医药专业的高等非医药院校数
大学	24	26	70
学院	1	25	36
独立学院	7	5	1
职业本科	0	2	5
高等专科学校	8	34	4
高等职业学校	4	60	143
总计	44	152	259

自从 20 世纪 50 年代高等中医院校设立以来，我国中医药教育经历了一个极为曲折的发展道路，各中医院校先后多次编订和修改了全国通用的教材，最终才形成较为完整的教育体系。各中医院校所培养的数万名高级中医药人才多数已成为我国中医药事业的骨干。然而面对新的国内外环境，中医药高等教育仍存在一些棘手的问题，最为突出的表现在：其一，西方医学与教育至今客观存在，在人民健康事业中发挥着不可忽视的作用，它作为世界医学主流的现象客观存在，这让西学东渐带来的"新学"思想延续至今。其二，近百年的中医存废之争，让近现代中医界还没有来得及真正进入学科核心价值与表达形式领域的研究之中。2010 年国家中医药管理局将中医药文化学纳入二级学科建设，开启了中医药学科领域核心价值观与表达形式的研究，然而学术界的研究方法与结果并不统一，使得中医药文化的传播呈现各抒己见、百花齐放的局面。

中医药文化研究的深度不够高，表达方式与国际接轨程度不够等问题，已经成为影响中医药事业发展的战略问题。

（四）伴随民族文化复兴的共辉煌

近年来，中医药整体规模不断扩大，发展水平与服务能力逐步提高，初步形成了医疗、保健、科研、教育、产业、文化整体发展新格局，对经济社会发展的贡献度明显提升。中医机构、床位、执业人数、诊疗人次、制药企业及其总产值都有了大的发展与进步，在常见病、多发病、慢性病及疑难病、重大疾病防治中的作用进一步彰显，并得到国际社会的广泛认可，中医药事业蓬勃发展，已经传播到世界上 183 个国家和地区。

中医药作为中华民族的瑰宝，蕴涵着丰富的哲学思想和人文精神，是我国文化软实力的重要体现。近年来，在奋力实现中华民族伟大复兴的中国梦的过程中，中医药学的发展迎来了新的机遇。国务院发布的《中医药健康服务发展规划（2015—2020 年）》与《中医药发展战略规划纲要（2016—2030 年）》充分表明了中央政府高度重视和大力支持中医药发展的鲜明态度。中医药定位为

"我国独特的卫生资源、潜力巨大的经济资源、具有原创优势的科技资源、优秀的文化资源和重要的生态资源",涵盖中医医疗服务、中医养生保健、中医药继承与创新、中医药产业发展、中医药文化、中医药海外发展各个方面,强调"传承和弘扬中华优秀传统文化,迫切需要进一步普及和宣传中医药文化知识"。应高度重视中医药文化建设,立足中医药文化资源优势,加大中医药文化知识普及与推广力度。

今天,中医药发展上升至国家战略的高度,中医药发展成为中华民族文化复兴的大事,中医药事业的发展关系着中华民族文化传承、人民群众健康、经济社会发展和国际合作交流。2019年《中共中央 国务院关于促进中医药传承创新发展的意见》指出:"坚持中西医并重、打造中医药和西医药相互补充协调发展的中国特色卫生健康发展模式,发挥中医药原创优势、推动我国生命科学实现创新突破,弘扬中华优秀传统文化、增强民族自信和文化自信,促进文明互鉴和民心相通、推动构建人类命运共同体具有重要意义。"机遇与挑战并存,展示着未来中医药发展的前景。

2019年5月25日,第72届世界卫生大会审议通过了《国际疾病分类第十一次修订本(ICD-11)》,首次在ICD-11中建立了以中医药为基础,兼顾日韩传统医学内容的病证分类体系,并于2022年1月1日执行,标志着中医成为世界传统医药学典范,独领风骚屹立在世界医药学之林。

2022年10月,党的二十大报告把保障人民健康放在优先发展的战略位置,专门强调"促进中医药传承创新发展"。2023年4月,由中医药管理局、中央宣传部、教育部、商务部、文化和旅游部、国家卫生健康委、国家广电总局和国家文物局联合印发的《"十四五"中医药文化弘扬工程实施方案》,围绕研究阐发、教育普及、保护传承、创新发展、传播交流等方面协同推进,全面构建中医药文化弘扬体系,推动中医药深度融入广大群众生产生活。可以说是"十四五"时期加强中医药文化建设的"时间表""路线图""施工图",中医药文化已经到了与民族文化共辉煌、共伟大、共荣耀的关键时刻,民族文化复兴、文化强国,中医药文化责无旁贷!

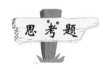

思考题

1.《黄帝内经》为中医药学奠基与董仲舒整合阴阳五行的关系是什么?

2. 中医药分科细化发生在哪个历史阶段?

3. 中医药规范化建设主要发生在哪个历史阶段?

第二章 中医药范式文化

导学

中华传统文化从上天"生生大德"的自然呈现、"生生"的实践经历、"生生"的人文思想、"生生"的民俗民风展示的"贵生"思维中得到感悟，明确了中医药学的责任，铸就了中医药学的学科目标。本章围绕学科目标梳理、讨论医药学对象、模式的内在逻辑关系，建立起中医药范式。

本章主要讨论传统文化"贵生"思维对中医药学的影响，围绕"生生"理念，建立"生生"的医学目标。以中医药学活动基本范式，解决关于"生生"医学对象、"生生"医学模式、"生生"医学模型等医药学科面临的最基本问题。

本章学习目的在于掌握"生生"文化影响下的中医药范式，理解中医药学活动的学科目标、对象、模式、模型的概念及其内在逻辑关系，这是在与其他民族医药学比较时所面临的最基本、最核心的问题。

在中医药几千年的实践活动中，约束中医人行为的规范逐渐积累，形成了中医药核心文化。中医药学的所有活动都是"贵生"文化的体现，中医药学围绕"生生"理念，解决"谁在生""如何生"等关于生命存活和医学活动面临的最基本问题。

"谁在生"是将生的对象落实到"莫贵于人"；"如何生"是将生的模式落实到"人与天地相参"。天人之间如何相参，是在天人之间寻找实现"人与天地相参"的桥梁——阴阳五行，搭建起中医药学的时空化工作模型。

第一节 中医药学的目标文化——"生生不息"

中华传统"贵生"文化思想根深蒂固，源远流长。受其影响的中医药学，面对疾病与衰老必定会危及人体健康的客观事实，确立了生命至重的核心理念。治病，仅仅是为了争取生命不息与当下生命状态最大利益化的手段，而非医学活动的目的。正如《医述》所谓"先救人，后治病。医当医人，不当医病"。

中医药学活动注重不同生命状态下的最大利益，在生、长、壮、老、已的全生命周期中，努力获取生命不息的机会。传统文化"贵生"思维与医药学责任的结合铸就了中医药学"生生不息"的目标文化。

一、中医药"生生不息"文化渊薮

生生不息，是自然规律的呈现，中华先圣才会有"上天有好生之德"的文化感悟。中华民族才会顺天意、合天道、守天时，建立起好生、尊生、贵生等理念。《汉书·艺文志》定义"方技者，皆生生之具也"。医学才会用生生之技器，解决生生之问题、实现全民族生生之愿望。"生生之道"与"生生之具"结合起来便构成了"生生之学"，这就是中医药造就以生生不息为目的的医药学科文化。

（一）生生大德的自然呈现

中华先民从大自然天体运动中悟出，自强不息、以生为贵是万物规律。其一，从伏羲观天文开始，中华先民就对"生生不息"有了深切认识。他们从太阳、月亮每天东升西落，小草、花朵、树木等自然万物年年岁岁荣华与枯落的过程中感悟到生命不息的自然规律；其二，中华先民从年年岁岁不停止的运动变化中感悟到天体经久不衰的自然恒动能力；其三，中华先民从万物生长靠太阳、雨露滋润禾苗壮、大地是万物生命变化的承载体中感悟出万物生机源自大自然中的阴阳两种力量。八卦中的阴爻"▬▬ ▬▬"和阳爻"▬▬▬▬"成为当时阴与阳的表达符号，代表先民眼中的天地、日月两种力量对水火、风雷、山泽等万物的影响。天体展示给人类的就是阴阳两种力量作用下永不停息的万物生长。太阳不是昨天的太阳，月亮不是昨天的月亮，明天的太阳和月亮依旧升起，但与今天是不一样的太阳与月亮，是名副其实的"日新月异"。万物生死交替，生机无限，永不停息。

《易经·系辞上》所谓："夫乾，其静也专，其动也直，是以大生焉。夫坤，其静也翕，其动也辟，是以广生焉"。天，"大生焉"，地，"广生焉"，犹如新生命饮食、呼吸、排泄是其本能，不用任何教化、教导。中华先民们看见的全是万物存活规律，立足于"生"，考虑的就是生存。《素问·四气调神论》所谓"天地俱生，万物俱荣""万物不失，生气不竭"，宇宙中天体与大自然之万物就是"生"的文化。《易经·系辞下》所谓"天之大德曰生"，这就是"上天有好生之德"。中华先民眼中"生生之道"是自然而然存在的万物规律。因此，天体自转，万物向生，这是大自然给出的客观存在而超越时空的结论。

"生"是上天造福人类的大德，人情岂有不受天理馈赠之理。《灵枢·师传》指出："人之情，莫不恶死而乐生。"长寿是人的普遍期待，健康是人的基本愿望，所谓"上天有好生之德，下民有长寿之愿"。

"生"就是万物规律、天体规律，世间情固然亦如此。天道原本如此，无须创造、无须改造、不受任何人干预，也并非圣人规定。中华先圣只是发现、总结、提炼、表达、遵循万物之理而已。不悖天行，与天合一，才会成为中华民族穿越时空而不朽的立命准绳。

（二）生生不息的实践经历

中华民族"生生"理念，首先源自中华先民为"生生"努力的上古实践。"生"是万物本能，为了"生"必须钻木取火，必须构木为巢，必须结网捕鱼，必须尝百草，发明农耕，发明医药，必须养蚕织布……一切必须都是为了生存。毋庸置疑，上古传说生动地展现了中华先民在同自然和疾病作斗争的过程中所做的巨大努力，也是早期中华先民艰苦维生的真实写照。在湘南澧县八十垱遗址发现的距今 8000 年左右的两万多粒稻谷和大米，是全世界史前稻谷物发现最多的地方。还有木耒、木铲、骨铲等农具以及木杵等农作物加工工具，与《易·系辞下》中"神农氏作，斫木为耜，揉木为耒，耒耜之利，以教天下，盖取诸益"的记载完全相合。上古先民在艰难的生存环境中取火、构巢、捕鱼、尝草、耒耜、养蚕、制陶，乃至解决寿命短，种族繁衍需要多生、优生等，共同造就了中华民族为了生命不息而努力自强的民族性格，演化为民族的精神力量，至中古时期升华为圣人的"天行健，君子以自强不息"的文化感悟，以及后世历朝历代为之不断地努力。

经历上古先民的不息努力，中古儒释道三家与诸子建立起中华生命观。先秦古籍《山海经》等记载关于仙人、仙境、仙药的传说，表达出当时人们对"生生""不息"的向往和努力。战国时期，世人不仅习慕漱正阳、含朝霞、保神明、入精气等吐纳延寿之术，也向往彭祖长寿、三神山之仙阙。三神山之仙阙的描述不仅吸引着先秦齐威王、齐宣王、燕昭王等派人下海搜寻三神山。秦始皇更是乐此不疲，如果说秦始皇时期"苛政猛于虎"，黔首庶民无力谈及养生成仙，那么到了汉武帝时期，汉朝社会达到了《史记·平准书》记载的"粟红贯朽"的生活条件，物质富裕为当时的人民带来了对"不死"的强烈期望,正所谓国富享太平、人人思长寿。在汉武帝时期,生生不息理念已经变为全社会、全民族的共同追求。秦皇汉武的标杆作用,不仅仅表现在政坛上,也表现在生命不息的文化中。

秦始皇、汉武帝的努力固化了全民族生生不息的共同理念,考古出土的汉朝画像石棺鲜活地表达出了汉朝人民对"生生不息"的追求。石棺上出现了大量精美的伏羲女娲交尾画像(示意图见图 2-1),即伏羲、女娲腰以下蛇尾相交,紧紧缠绕,象征着生命繁衍,体现了先人们对性和生殖的崇拜。到了唐朝阿斯塔纳古墓群出土文物——伏羲女娲交尾图(见图 2-2),交尾从一交到三交乃至七交,其文化意义未变,且代表生殖能力越来越强。闻一多在《伏羲考》指出:"西汉末到东汉末是伏羲女娲在史上最煊赫的时代,就是因其能体现死者转生企图。"

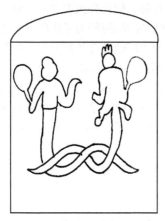

图 2-1　汉朝伏羲女娲交尾图

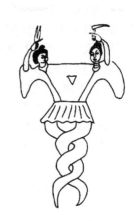

图 2-2　唐朝伏羲女娲交尾图

交尾的女娲右手执"规",伏羲左手举"矩",立天下交配规矩——道。说明先民已意识到两性活动需有规矩约束,优生事大。在人类繁衍过程中逐渐意识到近亲血缘关系的交配会影响到后代的质量。"正姓氏、制嫁娶"之所以成为天下第一礼,应该是中华先民从切身体会中悟出的至理,使动物本能具有社会性。所创立的男女对偶的婚配制度,最终使人类的体质和智力都有了一个质的飞跃,极大地促进了社会的进步,使人类本身的繁衍进入健康有序的轨道。这一举措可被认为是人类种族繁衍、提高健康水平最早和最重要的"优生"医学举措。因为"生"考虑"交"、因为"交"考虑"优",逐渐发展成为中医药养生文化中特色的"房中术"。

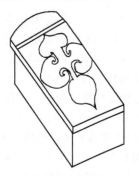

图 2-3　汉朝石棺棺盖上的"柿蒂"

汉朝画像石棺从人、动物、植物、天界无不反映"生殖"的观点。人类,以伏羲女娲兄妹交尾表达人类繁衍;动物,以鱼雀相望或鸟叼鱼表达阴阳相交;植物,以"柿蒂"图形表达缔结子民的含义,其中"柿蒂"之"蒂"有蒂生、缔结、缔造、延续、创造、结果之意(见图 2-3);天界,王母娘娘身边的蟾蜍、玉兔、九尾狐、三足乌,阴阳配对都是"生"的使者。多生、优生是汉初"文景之治"时期"休息养民"政策赢来的成果之一。人多势大,兵强马壮,是汉武帝开拓疆土的力量,是政府的期望,也是家族兴旺的征象。"生"在汉朝社会从政治昌明、经济繁荣、人口繁衍、疆土开拓、农耕发展等等各个方面得到全方位的诠释,汉民族就是尊天地大德的"生生"民族。

(三)生生不息的人文思想

生,甲骨文是指事字,在"屮"(屮,破土新芽)下面加一横,代表地面的指事符号,见图 2-4。造字本义为草木破土萌发。《说文解字》曰:"生,进

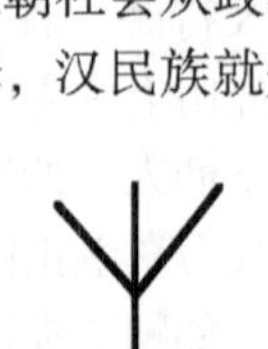

图 2-4　甲骨文——生

也。象草木生出土上。凡生之属皆从生。"这个汉字生动地展示了"生"代表着破土而出的力量，表达萌发、迸出、破土、勃勃向上、奋进之义，展现脱离压制、封闭、束缚与黑暗的能量。也提示生生民族的文化之根与土地、草木的密切关联，是植根于黄河长江流淌滋润的农业文明大地之上的文化。

任何生命都会有生、长、壮、老、已的过程，但是"生"才是生命力有无限机会的最佳状态。为此中华先圣尊天之大德，对"生"努力探索，儒、释、道各家与诸子各家各抒己见，铸就了中华"生生不息"的民族精神。

（1）道家之"生"

道家创始人老子，著《道德经》五千言，"生"出现的频率达38次，并出现大量的"常""长""久""不死""不去""不辍"等词，其绝大部分是指生命、活着、多表长久、永恒之意。侧面反映着老子思想中强烈的长生意愿，实现生命无限延续，达到长生久视的理想状态。老子对宇宙衍化与生命起源过程的描述是"道生一，一生二，二生三，三生万物"。"道"即生宇宙、生万物的本源，"生"是宇宙万物的能量。道教早期主要流派"太平道"的《太平经》中提出："生为第一"。陶弘景《养性延命录》序云："夫禀气含灵，惟人为贵。人所贵者，盖贵于生。"足见道家对"生"的重视。庄子继承与延伸老子的生命思想，《庄子》指出："日出而作，日入而息，逍遥于天地之间而心意自得。"强调感悟天道，顺天道享受生命；《庄子》认为"人之生，气之聚也；聚则为生，散则为死。"用气之聚散解释生死、寿夭的变化，阐明了生的物质基础是气，并明确"养生"的文化理念。其所提出"养生"朗朗上口，延续至今，创造了世界医学体系中绝无仅有的医药学养生文化。

（2）儒家之"生"

儒家重要经典《周易·系辞下》指出："天地氤氲，万物化醇；男女构精，万物化生。""氤氲"指阴阳二气互相作用的热蒸湿蕴、烟云弥漫状态。战国后期儒家学派最重要的著作《荀子·礼论》指出："天地合而万物生，阴阳接而变化起。"西汉学者京房以"二气相感而成体""不可执一为定象"解释《周易》"一阴一阳之谓道"。所以，儒家以阴阳为道，化生万物。与道家"万物负阴抱阳，冲气以为和"均属天道自然。儒家与道家对宇宙、万物由来与组成都是由道所生、阴阳化生的观点有着相同认识。

"天地之大德曰生"，这是儒家对大自然本然状态的经典描述。儒家认为天道具有无穷无尽的创造性和生命力，在儒家学说中，决定事物生长的根本动力——生命力，儒家称之为"生意"。"生意"一词表明了儒家对生命最深刻的体会。在儒家看来，有"生意"，生命才会得以生长壮大；无"生意"，则万事皆休。因此，儒家总是刻意维护这种"生意"，使之生，促其生，利其生。儒家的基本精神就是让有"生意"的物体能够顺利地、饱满地生长，从而实现"厚生"的目的。有"最后的儒家"之称的梁漱溟先生指出："这一个'生'字是最重要的观念，知道这个就可以知道所有孔家的话。孔家没有别的，就是要顺着自然道理，顶活泼顶流畅地去生发。他以为宇宙总是向前生发的，万物欲生，即任其生，不加造作必能与宇宙契合，使全宇宙充满了生意春气。"实际上儒家描绘的"天之大德"，如《论语·阳货》谓："天何言哉？四时行焉，百物生焉。"就是欣欣向荣、蒸蒸日上、繁衍昌盛、生机勃发的宇宙天地万物之象。顺天地之道，尊生、贵生、奉生、厚生就是大德。《论语·乡党》记载马厩着火相关孔子的故事："厩焚。子退朝，曰：'伤人乎'。"马厩着火，首当其冲的当然是马。然而，孔子先不问及马而是问是否伤人。儒家认为万物向生，但人的生命才是天地之间最为宝贵的，因此，尊重生命、珍惜生命就成为儒家对待生命的基本态度。

（3）佛家之"生"

自东汉传入我国的佛教从因果报应与轮回的理论出发，强调"不杀生"与众生平等，而且提倡"救人一命，胜造七级浮屠"，这是对关爱生命善行的褒扬。佛家主张"不杀生"，展示出尊重一切生命的伟大同情心和博大爱心。而且还始终致力于"护生"与"放生"的实践，唐朝诗人王建的"猎人箭底求伤雁，钓户竿头乞活鱼。"就是对住在山寺的僧人爱护生命的写真。

（4）儒释道之"生"对中国文化影响

春秋战国时期，诸子百家争鸣，盛况空前，其中对"生命"态度的讨论对后世影响很大。如法家《韩非子》"解老""喻老"两篇为道家经典《老子》的重要注解与阐释著作，是对老子思想的继承和发扬；道家庄子逍遥于天地之间向生、乐生、养生；儒家孔子提出"知山乐水，仁者寿"与荀子"得众动天，美意延年"，是以养心态来维持生命长度；孟子"富贵不能淫，贫贱不能移，威武不能屈"，是从养浩然正气与思想道德方面提升生命质量；墨家的墨子反对儒家"生死有命，富贵在天"，提倡"非命"说，则是对生命的另一种态度；杂家《吕氏春秋》"万物之变，莫不为利、莫不为害，圣人察阴阳之宜，辨万物之利以便生。"概而言之，在中国古代思想体系中，儒释道等诸子共同努力架构起了"生生文化"。

儒释道三家对生命的认知虽不尽相同，但基本趋向一致：受天地自然宇宙阴阳图式的启发，在中国传统思想中确定了万物皆有生命的观念，而人的生命是其中最重要的。因此，儒、释、道三家都充分肯定并注重提升人的生命价值。其一、儒释道三家从不同角度对生命价值进行提升，铸就了不同生命价值观。儒家中庸讲仁义，突出"义"着力于提升人的社会生命价值；道家上善讲智慧，突出"智"，着力提升自然生命价值；佛家普度讲慈悲，突出"悟"，着力提升精神生命价值。其二、在实现生命价值上，儒家强调修身成仁、克己取义，道家强调与道合一，"全身保真"；佛家强调旨在觉悟，超脱苦海升入涅槃。因此，历史上有儒家治世，道家治身，佛家治心；儒家入世，道家隐世，佛家出世之说。其三，儒释道三家都确认自然生命的有限性，然而对生死所持的态度各异。儒家重生讳死，但不贪生，不惧死；道家乐生乐死，循自然规律使然、悠然；佛家认为生死都是苦，不强调生与死孰轻孰重，但偏向于生，尤为关爱自然生命之生。其四，儒释道三家都为生命预设了"完美境界"。儒家"成圣"，道家"成仙"，佛家"成佛"，并各自为到达"完美境界"进行"修身""修道""修炼"的人生实践。

学科文化超越不了民族文化思维，中医药生生之学离不开传统思想中的"生命之道"的直接影响与渗透。首先，儒道释关于宇宙中天人关系的论述直接影响中医药学科关于生命的认知方向，如在中医看来，人身小天地，天地大人身，而且天地人身都不离阴阳，天地和人身就是一个同构、同序、同律的生命体，在此基础上形成了中医核心的脏腑、经络、穴位等概念。其次，儒释道重生、贵生、奉生、尊生、养生的思想使中医药文化摆脱了宗教神学的束缚，走上了与中华文化同步发展的轨道，历代医药学家也积极从人体本身及人的社会和自然环境来认识人的疾病、生死等现象，进而探索生存之道、健康之道、长寿之道。

（四）生生不息的民俗民风

中医药文化是关于人的生命文化，生命的所有一切都与之有关，因而这种文化需要多种形式进行表达。比如不同风格建筑可以维生，用药名写成的诗歌组方可以治病，书法绘画音乐可以延年，气功武术可以益寿，而民俗民风更是从生到死伴随着我们一生。

中国的民俗民风是生生的中医药文化产生的土壤，也是生生理念的文化载体之一，生生之学根植于此，生生之具孕育于此，生生之德贯穿于此。透过林林总总千奇百怪的中国民俗民风，会发现一条清晰的"生命"的红线贯穿其中，人们祈子、维生、保健、祛病防夭、长生长寿的一系列民俗活动，形如链条，环环相扣，实践着、丰富着、检验着生生之学。中医学中的养生保健理论并非空中楼阁，而是有着长期而广泛的民俗生活实践基础。民俗民风承载、表达着民族文化，中华文化就是生生不息的大文化。

"生"是天之大德，中华民族的"生生"，表现在未出世之时盼望多生、优生；在世之时，养生、延生；去世之时，事死如事生；来世之时，期盼再生。

1. 未世之时，多生、优生

多子多孙是多生、优生延续血脉的期盼。男女媾和，十月怀胎，一朝分娩，这是人类生命运动的一般规律和顺序，一旦违背这种规律的事情发生，种种"祈子术"就在生活中出现了。凡是具有生命繁衍的外形，或者具有生命的象征，或者具有较强的生殖能力的物品，如瓜、麒麟、鲤鱼、葫芦等都可作为祈子的灵物；本土的、外来的诸如碧霞元君、金花娘娘、妈祖神、送子观音等都可成为许愿供奉的神灵；在喜庆的诸如偷瓜送子、摸钉求子等游艺活动中寄托着祈子的心愿。送"榴开百子"图、婚礼中吃子孙饽饽、以大枣、花生、桂圆、瓜子拼果盘，寓意"早生贵子"，在果品谐音的祝福中含蓄地表达祈子的愿望。"祈子术"神秘面纱下，实则是人们对生命的敬仰，对生命来源的探索、对生生不息的殷切期盼。

对优生而言，人们更注重"与谁交"的问题，伏羲女娲交尾图就是寓意伏羲"制嫁娶"解决交配规矩，更从此延续出"房中术"，并以此作为解决身心问题的手段，马王堆汉墓出土相关"房中术"的竹简就是最现实的证据。

2. 在世之时，养生、延生

生命有限，人生在世之时，尤其期望颐养与延寿。因此，相关习俗主要分为期望与现实操作两大类。寿命的延长有许多不可控的因素，因此多在期盼中呈现；长寿成为现实，则受到尊敬与祝福，在现实中便有敬老、尊老的习俗；辟邪与增强体质都是健康人生不可或缺的行为，现实中按季节祛邪防患、竞技中锻炼身体都成为民俗中的重要组成。

（1）期盼长寿

对长生长寿的探索不仅在人们心中，更体现在行动上。人们或选择吉祥的图案，如三星高照、八仙仰寿、麻姑献寿、东方朔捧桃、瑶池进酿、五福捧寿、龟鹤齐龄、寿居耄耋、松菊犹存、天地长春等，或借助神话传说，或借助谐音，或借助动植物的物性特点充分表达对长生长寿的敬仰与向往，如桃被称作"仙桃"，芝菌被叫作"灵芝"，柏被称为"寿柏"，长寿的人被称为"寿星"。

（2）尊老敬老

当长寿成为现实，祝贺老人、尊敬老人的礼俗就逐渐增多。尊老与贺寿的礼俗，起源于周朝盛行于汉朝的"王杖"制度（七十岁老年人由政府发放依附而行的拐杖，拐杖头以斑鸠头替代，谐音"久"，也寓意老年人进食不噎，类似于当代65岁以上老年人享受乘车"敬老卡"一样，代表社会对老年人的尊重），明清时期的"千叟宴"、长期存在于民间的祝寿礼俗等，都突出了长生长寿的心意，彰显了尊重生命、敬老孝亲的美德。

（3）辟邪攘灾

养生以不伤为本，更要规避疾病风险。因此，祛病防灾成为一年四季节日的主题。自周朝开始流行择日选用不同的药浴洁身、防病，如春节这天用五香汤沐浴，二月初二取枸杞煎汤沐浴，夏季常用五枝汤洗浴；清朝以后广泛用于治病和康复的方法，对保护环境卫生、防止传染疾病确有一定的积极作用，有些习俗甚至流传至今：腊八熬粥、立春日吃春饼、啃萝卜的咬春、上巳节被禊祛病、清明插柳、重阳节登高佩茱萸、冬至食饺子、炖羊肉等。春节前夕，从腊月二十三日起，就开始洗衣被、"打阳尘"，干干净净过年；正月十五过桥"走百病"；惊蛰时节，用石灰遍撒房屋周围，用石灰水喷洒屋外墙壁，以避蚊蚁入室；清明节，上坟扫墓，添土培坟，以避免秽气外溢、尸骨外露和病菌传播；五月初五端午节，家家采集艾叶、菖蒲、苍术、大蒜等，挂于门首，避疫防瘟；阴历六月六日、七月七日，家家暴晒衣服、书画，防虫防蛀，消除阴霾病毒。人们依照大自然节律，进行生命调养，春日养肝，夏日补心，秋日除肺燥，冬日藏肾精。春捂秋冻，夏舒阳气，冬藏热量。一年四季，循环往复，无一日宁息，可知稼穑维生之艰难。这些辟邪攘灾的习俗在人们心目中建起了一道道抵御疾病的屏障，让生命有了更多的保护，也使这些传统的节日与人们的生命建立了更多的关联，因而有了更丰富的意义和内涵。

（4）身体锻炼

一是养生术数，如《庄子·刻意》："吹呴呼吸，吐故纳新，熊经鸟申，为寿而已矣。此导引之士，养形之人，彭祖寿考者所好也。"彭祖800岁得"道"，长寿的秘诀在于采用了导引行气养生之术，而华佗"年且百岁而貌有壮容"得益于其所发明的"五禽戏"，其他像气功、八段锦、太极拳等都是作为呼吸吐纳的功法，纳入了不断传承的长生长寿的风俗。至于民间道教所采用的炼丹服食、房中采补之术虽然极端，但其出发点却是长生久视，因而也被班固作为"生生之具"推广；二是民间竞技运动，也是保证健康的积极探索。节日期间，农闲之际，放风筝、踏青、荡秋千、拔河、蹴鞠、赛龙舟、走古事等活动不仅增添了生活中的喜庆，而且娱乐了心情、增强了体质，在不知不觉中促进了身体健康。

3. 去世之时，事死如事生

去世是身体的离世，但并非人生的结束。尤其在血缘纽带中，逝者的后人，有责任将先人的骨骸保管好，让逝者安息。逝去的先人，有责任庇护后代生生息息永不停。如此连接起家族、民族不息的血缘纽带。

在中华传统文化中，建立起不敬鬼神、敬祖先的习俗。尤其是汉朝人眼中，墓地仅仅是人生等待升天成仙的驿站，极尽可能打造得如同逝者生前的环境，这是一种尽孝道的行为。为逝者送终、哭丧、吃鬼饭、守灵三天的习俗，俗称"搁三朝"，演变至今成为亲人们聚在一起，悼念、缅怀死者的活动。孝心可鉴，与结婚"红喜事"相应，称为"白喜事"。

4. 来世之时，期盼再生

生命短暂，人们期盼来世再生的愿望衍生出昆仑山系王母娘娘的神话。为逝者打造了来世再生的期盼，如同送子娘娘被广泛演绎在人们日常生活的美好期盼之中，甚至汉武帝都被描述成与王母娘娘有来往的半人半仙的人物。

在饱受农耕劳累的汉朝先民眼中，来世"成仙"具有可行性。因为"人在山上"就是"仙"字，比变成遥不可及的天神更实惠、更现实。在汉朝画像石棺中，仙境、三神山、王母娘娘、仙童、仙药等被广泛刻画。流传至今的孙悟空大闹天空、八仙过海都与拯救苍生的仙境、仙人、仙药相关。

二、"生生不息"的医药学科意义

"生生"文化造就了"生生"民族、"生生"民族创造了"生生"医学。中华民族贵生思维与医药学责任结合的中医药学，以生生不息目标实现为己任，确立了中医药活动的目标。围绕"生生"目标进行医学化研究，将"生生"理念落实到医药学活动的每个环节，围绕"生生"目标，发问谁在生？解决"生生"医学的对象问题、发问如何生？解决"生生"医学的模式问题，建立起医学范式。

（一）确定医药活动的目标

医药学活动是疾病与健康、生命与死亡的关系处理。表面上看疾病会影响健康、危及生命、造成死亡，貌似疾病成为核心问题；然而，治疗疾病的目的仍然在于保护生命，维持人体生命的延续，生命才是医药学活动的关键目标。如果医药学活动的目光仅仅停留在健康与疾病的表面矛盾上，就会忽略生命与死亡的矛盾处理。将生命至重放在首位，再来处理疾病问题，治病就仅仅是保护生命的手段，而不是医药学活动的终极目标。

生生文化烙印下的中医药学在建立之初，就担当起民族生生之重任，选择了"生生"为医药学活动需要解决的主要矛盾，将全民族强烈的生生愿望转化为生生不息的医药学活动目标。

（二）"生生不息"的医学化研究

中华先圣将"生生不息"确立为医药学目标后，需要围绕中医药学的生生目标对其进行医学化研究。需要研究"医药学活动的对象——谁在生？"和"医药学活动的模式——如何生？"的问题，解决医药学认识方法、研究方法以及思维模式等关于中医药学的范式问题。

中华先圣以存活为目的，明确"生"的主体对象为人，回答"谁在生"的问题；确立"生"的标准模式——人与天地相参、回答"如何生"的问题，并为医学模式提供实现的路径——四时阴阳五行时空化模型，解决人如何与天合拍的问题。强化遵道守德为生生学科之规范，回答"如何生得长久"的问题。中医药学在解决"生生"相关问题的过程中，为中华民族建立起生生学科。从对象、模式、模型等方面实现了哲学思维医学化，妥善解决了学科必须面对的基本问题。医学对象——人，不受疾病谱改变影响；医学模式——人与天地相参，反映了千秋万代人类与时空不变的关系；医学模型——阴阳五行，让生命模式得以实现。如此，中医药学从目的、对象、模式、模型上保证了学科穿越时空、千秋万代可持续发展的能力。

三、"生生不息"的临证意义

"生生不息"的目标，规定了医药学活动中生命至重的地位，抽象的"生生不息"理念体现出患者将生命托付予医者，医者"仁心"是医药学活动的必备条件，强调医术以维护生命为前提，亦称"仁术"，以此规范中医药活动，让生生不息的医药学目标变为实实在在的临证医药学行为。

（一）生命至重，医者仁心

唐朝大医家孙思邈提出："人命至重，有贵千金，一方济之，德逾于此"。强调医药学活动以"人命"为对象，"人命"至重，重到人命关天、重于泰山。患者惜生命、亲者重情义，医者承担着"人命"与"人情"双重重担。

处方，是医者治病救命的媒介，处方承载的是医者的仁心与仁术，每一张处方，在不对生命造成危害的极限情况下，没有任何人进行监督。但是，都存在该与不该、合适与不合适的判断。许多的"不该"、许多的"不合适"都可能因为医者的仁心不诚与医术不精而出现，更依赖医者超越临床用药标准、治疗标准、医保标准的自我反省与自我约束。《医学传灯》指出："医者意也。以我之意，揣病之情，始终洞悉，然后可以为医。"在几千年的中医药学活动中，更强调患者向医者托付的是性命，医者一举一动关乎人命与世间情（人情），不敢有半点差池，医者职业的责任、风险都在于此。

（二）医药活动各环节维护生命

生生不息的医药学目标，强调将保护"人命"放在医药学活动的首位，这体现在医学活动的各个环节。人体健康未病之时，通过养生延长人体寿命，关注的是"人命"延长；面对客观存在的疾病状态，选择避之有时（主动躲避）与防患未然（主动应对），关注的是"人命"不受伤害；人体已病之时，病与命之间仍然是"人命"至重，尤其是若不治病则"人命"受损害，若治病则"人命"难以承担治疗本身带来的损伤。二者之间，中医学更偏向选择带菌生存、带毒生存、带瘤生存、带残生存的生命存活状态。此时，并非简单放弃治疗。在带菌、带毒、带瘤、带残等生存状态下，寻找性命与细菌、病毒、肿瘤、残疾之间的平衡点，找到当下生命的最大利益化状态。医药活动各环节维护生命还体现在对人体生命功能有意识的保护上，尤其是对幼小、虚弱、衰老的生命体，一是生命功能尚未成熟阶段，一是生命功能退化阶段，都是生命功能相对不足的阶段。在这一阶段，人体难以承受人为杀毒、灭菌、攻下、吐泻、清热之类治疗，因此在治疗上需要谨慎小心对待，一切从维护生命的角度出发。

"生生"是生命可持续的能力，在任何生命状态下都需要解决"生"的问题。面对健康、亚健康、疾病、康复、带菌、带毒、带瘤、幼小、虚弱、衰老等各种生命态势，"生"才是最终目的。命，终究是有生气才有意义。以"生"为目的，保持生命在任何状态下尽可能延续，在"活"的前提下，保持更好的存活状态，获取生命的最大利益化。

四、"生生不息"医学目标的文化学特色

中华民族强烈的生生愿望促进了医药学以学科研究的专业态度与手段解决生生民族面临的生生问题。中医药学,之所以是唯一继续发挥着功能并仍旧产生着积极影响的中国学术,究其原因就在于生生民族"向生"的愿望,促使民族先圣以生生理论、凭生生之具、实现生生的愿望、铸就生生学科,保持了民族生生文化的可持续发展与穿越时空而不朽的能力。

(一)"生生不息"的社会学文化特色

"生生"让民族与医药文化源远流长。四大文明古国都曾辉煌一时,但只有中华文明是唯一没有断代、至今仍发挥着巨大影响的文明。在历史长河中,中华文明同样曾受到外民族的侵略与外来文化的冲击,但这些丝毫没有影响她的文化延续。中华文明从未间断、发展至今,就其自身而言,"生生不息"的民族文化功不可没。

"向生"是全民族的思维和努力实践。这种文化符合天地的规律,不管在顺境还是逆境中,"生"是根本,也是前提。外敌来犯,因为要"生",所以必须自强抵御、驱逐外敌;外民族文化来侵,因为要"生",所以必须兼容并包、取长补短。《论语》曰:"君子和而不同。"不同的文化在这里可以"和而不同"、和谐共处、融入发展,如佛教文化。这种"向生"的文化,深深扎根于中华民族的土壤里,只要没有被连根拔起,就具有生命力,就是生存,就是希望,就能在各种文化竞争中穿越时空而不朽,屹立于世界民族之林。

在生生文化影响下的中医药学,也因为"生生不息"的学科目标适应了各个历史阶段人类对医药学的需要,并且包容其他医药学文化与技能,从而具备了穿越时空而不朽的能力。

(二)"生生不息"的医药学文化特色

"生生"是全民族的愿望,迫切需要有专业的研究去实践、去实现。实现民族生生愿望的途径,就在于符合上天生生之大德,借生生之器具、生生之术数,才能专业化解决民族的生生问题。因此,守生生之道、用生生之具、扬生生之德,成为中医药文化特色。

班固在《汉书·艺文志》专列"方技略",其内容分为医经、经方、房中、神仙四类。由此可见"方技"是使生命生存下去而且更加健康、美好的方法。方技家,是先秦至汉初成形的学术派别,主要研究养生和医药。《汉书·艺文志》所谓:"方技者,皆生生之具。"所谓"生生之具"就是使生命长生、实现"生生之道"的工具,中医药学就是将"生生之道"与"生生之具"结合起来形成的"生生之学"。概括而言,这是一个源于中华文明之根、包容了中华文化哲学、融合了充沛的中华文化血脉、涵盖了关乎生命的所有文化形式的、活生生的生命学科。

中医药奠基之作《黄帝内经》的成书,深受秦汉之时全民族"生生"愿望与"生生"实践的影响,以"生生"为目标,借"生生之具",实现全民族"生生"的愿望。中华民族遵道而为、效仿自然的"生生之道",对于生命"不息"的追求是生生医学的最大动力,最终成就了立足于"生"的中医药学。

第二节 中医药学的对象文化——"人最为贵"

以"生生"为目的的医药学,关注对象是"最为贵"的人类生命。人类,在天地之间表现出超越任何生物的智慧,使其成为大自然的佼佼者。关于这一点,《荀子·王制》明确指出:"水火有气而无生,草木有生而无知,禽兽有知而无义;人有气、有生、有知,亦且有义,故最为天下贵也。"尽管天地各种因素会影响到人类的生生环境,但人类自身的生生问题仍然重于其他问题研究。世间

万事万物都是关于人类存在、人类生活、人类发展的问题，因此得出"惟人万物之灵"的结论。"最为天下贵"的人类，成为关注与研究的主要对象。以人为本是中华传统文化的明显特征，落实在生命学科领域，更有其生命器官基础结构、生命活动基本功能、生命支撑基本物质等生理学上的意义。

医药学活动，在于处理人与疾病的矛盾。医学主体"莫贵于人"，将人视为医药学活动中矛盾的主要方面，着眼点是人类存活问题，而非疾病。只要人类依然是天地的主体，人类存活的愿望不变，以人为本的医学对象就具备了穿越时空的不朽能力。

一、"人最为贵"的医药学意义

中医学将"莫贵于人"的文化思想落实在学科研究对象上，确定医药学活动中，人是矛盾的主要方面。解决"莫贵于人"与"生生目的"的逻辑关系，就是回答"谁在生生"的问题，并引导中医药学科将人的概念进行医学化研究。

（一）确定人为医药学活动对象

医药学活动，在于处理人类生命与疾病的矛盾。人的生物学目标是存活，而疾病是人体生命存活过程中必然出现、需要面对的问题。疾病会干扰人体的生存周期与生存质量，解决疾病问题能够排除其对人体的干扰、有效延长人体生命周期与提高生存质量。但是不容忽略的是，疾病干扰人体生存周期与生存质量，是通过人体自身对疾病的反应而起作用，疾病离开人体就不会对人体造成影响，单纯解决疾病问题未必能够保存生命。因此，人类的生存问题才是医药学科应该关心与解决的根本问题。基于人体而言，"得病"是人体对疾病的反应、"治病"是解除疾病对人体的影响。离开"人体"的"得病"与"治病"都没有任何意义。

疾病引起人体变化，或是由于外在的各种病因如大自然风、寒、暑、湿、燥、火，或细菌、病毒等附着在人体不同的位置使身体产生病理反应，或是人体内在脏腑功能自行衰退、虚弱、失调导致，或是人类社会中喜、怒、忧、思、悲、恐、惊等情感变化太过，致使人体自身协调能力下降、内环境紊乱，或是火灾、金伤、交通事故、虫兽咬伤等意外因素造成。

人体，才是疾病的载体，存活时间长短与质量高低是身体可持续能力的体现。疾病，仅仅是人体受损害的表现，对生命存活与质量而言，疾病仅仅是外来诱因。人体的存活是根本，矛盾主要方面是人体，而非疾病。

中医学将"莫贵于人"文化思想落实在学科研究对象上，明确了人才是医学活动的主体，生生的对象是人体生命。

（二）"人最为贵"文化的医学化研究

"莫贵于人"，人的概念医学化，才能真正解决生物意义上人的存活问题。人，不再仅是先秦诸子讨论中哲学意义上的社会人类。医药学的使命将"莫贵于人"从哲学思维向医学思维过渡，使"人"的概念不仅仅具备了社会学意义，而且更有生物学意义。生物学意义上的"人"，是以五脏为中心，以经络与六腑、躯干、体表、外窍等相联系形成的有机生命整体。五脏，是人类生理活动与社会活动的核心，也是"以人为本"医学化的基础，"五脏"成为生物学意义"人"的代言之物。

正是由于哲学上社会人向医学上生物人的过渡，五脏，具备满足生理学条件的五脏器官与功能概念，同时又具备满足社会学条件的"五神藏"心理学概念，如"血气方刚"的"血气"既具有哲学意义的气势，又具备生理意义的气血充足；又如"暮气沉沉"的"暮气"既具有哲学意义的消极，又具备生理意义的衰老气虚。哲理性与生理性共存，决定了器官具备形态功能特点与心理特点的双重性特征，使中医脏腑概念超越了单纯的生物人体器官零件的概念。

中医将生物人的概念落实到五脏，而五脏不是单纯的器官形态概念，更强调功能系统。有功能的器官必须考虑其功能的强弱与整体协调性，更侧重器官功能以及各种关系的维护，强化有机整体思维。

二、"莫贵于人"的临证意义

中医学临证行为需要落实到具体脏腑。作为人体核心的五脏是中医药临证活动的基础，它不仅是器官形态结构概念，还涵盖生命结构、生命功能、生命物质、相互关系，以及功能代谢，产出物质等理念。

五脏系统，不仅是身体生命活动的内在协调单位，也是人体与外界大自然和人类社会相协调的系统单位。五脏系统内在协调能力，以及与外界大自然与人类社会的协调能力的强弱，就是人体质状态的反映。

（一）人——结构、功能、物质三位一体的脏腑

中医学将医学意义上的人指向人类有机生命活动体。虽定位在人类生命体，但强调"有机"与"活动"，明显区别于仅仅是器官概念上的人体。其一，必须具备生命活动的物质基础结构——器官。因此，中医学中有对基础结构单位的器官命名。五脏，指心、肝、脾、肺、肾五者；六腑，指胆、胃、大肠、小肠、膀胱、三焦六者；奇恒之腑，指脑、髓、骨、脉、胆、女子胞六者。其二，物质基础结构不是简单的形态学构架，而必须具备有机化的活动能力，是具备"活"能力的器官。既需要展现器官自身有机的能力——神气、活力，即"五神藏"，又需要体现器官自身生物工作的能力——脏腑功能、气化功能。其三，脏腑活动必然产生维持生命能量的基本物质，即气、血、精、津、液。而这些物质本身产生能量对"生生"发挥着不可或缺的作用。因此，生生医学将学科对象"以人为本"的文化思想，落实到五脏为中心。而五脏是具备了生生基础的器官结构、功能活力、生命物质及其能量并存的系统单位。

五脏联系六腑形成互为表里的内脏控制体系，以经络将五脏六腑与躯体连成整体，在五脏"生生"基础带动下，让整体"活"起来而呈现出"有机"状态。中医学所谓，人，以五脏为中心，通过经络将人体上下内外联系成有机整体，就有了支撑生命机体的结构条件、功能条件、物质条件。

结构系统、功能、物质三位一体，共同铸成脏腑概念。正因如此，脏腑不仅是器官结构概念，更是有机活体系统，才可能有能力将自身形象和样子展示与表现于外。观察脏腑表现于外的形象，自然能够判断脏腑内在情形。为此，中医学专门建立了"藏象学说"。尤其是在如气虚乏力、气不接续、气息奄奄、神气十足等的脏腑功能与脏腑物质状况上的判断上，以及如隐痛、绞痛、剧痛、酸痛、闷痛等的形象描述上，都没有数量上的指标。然而，脏腑有外象，画像描述方法却是包括西方医学常用的人体或疾病的描述方法。西方医学虽然没有建立"藏象"诊察理论，但以看病的名义，仍然观察的是脏腑内在改变带来的外在形象——症状。而脏腑器官在形态学上的改变，借助现代科技手段观察会更直观、更准确，也是值得中医与时俱进借鉴的方法。

（二）人体内在协调关系

脏腑结构、功能、物质三位一体，共同铸成脏腑概念。就人体而言，在内部建立了一是五脏系统各自的内在联系，比如，心为君主之官与小肠相表里、其充在血脉、其华在面、开窍于舌，不仅明确五脏中心脏所处地位，同时将小肠、血脉、面部、舌等器官联络成"心系"并且与喜悦情感相通；二是五脏各子系统与人体其他系统的联系，比如，心为君主之官，小肠为受盛之官，肺为相傅之官，大肠为传导之官，肝为将军之官，胆为中正之官，脾胃为仓廪之官，肾为作强之官，膀胱为州都之官，不仅明确各个脏腑系统的地位，而且建立了相互之间的协调关系。

五脏系统各自的内在联系，以及五脏各子系统与人体其他系统的联系构成人体内在协调关系，

这两大联系保证了人体内在协调统一的整体关系。

（三）人体外在协调关系

人体内在协调统一，才能满足人体生存适应外在环境的需要。人体生存外在环境包括自然环境与人类社会环境。

大自然气候、地域等因素对人体的影响必然存在，中医将大自然风、寒、暑、湿、燥、火的正常气候变化，称为六气。而异常致病气候，称为外因六淫。有传染性的大自然致病因素称为疫疠。身体能够抵御六淫与疫疠邪毒的侵害，是其与大自然协调能力的体现。在人类社会中，必然存在人体对事物的客观情绪反应，中医将正常的喜、怒、忧、思、悲、恐、惊情绪变化称为七情。而将致病情绪称为内伤七情。人生不如意十之八九，不为情绪所伤就是人体与人类社会平衡能力的体现。人体能够平衡协调可能遇到的问题，将伤害降到最小，绝不是单一脏腑的功能，一定是人体整体协调的结果。

以五脏为中心的生物体与外界大自然和人类社会的协调能力，就是人的体魄素质。实际上，生命的体质表现就是生物人适应大自然、社会人适应人类社会的能力体现。因此，中医学将人体视为一个以脏腑为中心、处理两个内在协调关系与两个外在协调关系的有机整体。

三、"莫贵于人"医学对象的文化学特色

医学对象以人为本，研究人的生理、人的心理、人的协调能力、人的寿命，关注点是大自然中的人类。从社会学意义而言，人命至重，可以满足任何历史时期、任何社会、任何人的需求。从医学意义而言，以生命为目标可以避免因为疾病谱、死亡谱改变对医学研究方向与模式的影响。

（一）"莫贵于人"的社会学文化特色

人，是任何历史时期、任何社会制度、任何事情的核心。所有社会活动都是人类的活动、都是围绕人类展开的活动。任何历史时期、任何社会制度、任何事情对人的关注度不会改变。《灵枢·师传》所谓："人之情，莫不恶死而乐生。"道出问题关键在于"恶死乐生"是天之常理、人之常情。顺天之理、遵道而为，就是获得事物发展的可持续能力。社会是人类的社会、社会活动是人类的活动、社会活动问题是人类的问题、解决问题是解决人类自身的问题。人，才是社会的主体。

在社会活动中，良好的社会适应同样来自身体生命物质基础与生命功能活力。医药学的使命是解决人的心理活动物质基础与心理活动社会适应能力。任何历史时期、任何社会制度、任何事情都是以人为核心。从远古到现代，尽管人类社会活动中发生的事件不一样，但以人为本、以人类生存为宗旨没有改变。原始社会、奴隶社会、封建社会、资本主义社会、共产主义社会所变化的只是对人类的管理方式，以人为本的宗旨仍然不变。国事、家事、大事、小事都是关于人类的事。统治者与庶民百姓都存在人体器官与社会心理适应问题，即《黄帝内经》所谓"君王众庶皆欲全形"。医药学就是帮助人类拥有良好的体魄，适应各种时期、各种社会发生的各种事情。因此，任何历史时期、任何社会制度、任何事情处理都离不开人。以人为本的医药学是人类适应社会的保护神，为人类服务的医药学满足了任何历史时期、任何社会制度、任何事情对人体适应的需求。能够满足任何状况下需求的学科，自然就争取到学科自身可持续发展的机会，中医药学因此保护了自身的可持续能力。

（二）"莫贵于人"的医药学文化特色

疾病始终与人类健康相伴。生产力水平低下的远古先民可能因为战争死于剑伤、刀伤，因为饮

食结构与生食病死于龋齿、胃肠疾患，因为生殖病死于感染等；对于近代人，除战争外，饮食、情绪、劳逸过度引起的疾病与死亡比例明显上升，现代人因情绪压力、生活方式引起的疾病与死亡远远高于上古、中古与近代的人们。疾病谱、死亡谱都在改变，如果医药学活动以疾病为主要矛盾，那么疾病谱、死亡谱的改变自然会导致治病对象、治病目标、治病模式、治病手段的改变。以抗生素为例，战争、创伤、感染让抗生素应运而生。抗生素解决了当时人类急切需要解决的问题，迎来了它的辉煌时期。然而随着社会的发展，生活压力上升、生态环境被破坏、生活方式脱离古朴自然，以心脑血管疾病为代表的与生活方式相关的疾病的病死率上升到第一位。感染性疾病的患病率与病死率骤然下降，导致抗生素滥用成为危害。这种现象逼迫着以疾病研究为主体的医药学的研究对象、研究目标、治病模式、治病手段的整体改变。

以人为本的医药学，主要矛盾是人而非病。当疾病谱与死亡谱改变，变化的只是影响人体的诱因，是医药学活动的次要矛盾方面。人不变，医药学活动对象不会变，所带来的一系列医药学活动问题都不会改变，因而具备穿越时空而不朽的能力。

第三节 中医药学的模式文化——"天人合一"

以"生生"为目的的医药学，医学模式是"人与天地相参"。人类生存的环境在无边无际的空间、无始无终的时间，宇宙、天地之间，人类社会活动、人类生理活动都不可能离开天地。中华民族在长期生产、生活斗争中感悟、升华、总结，"天人合一"成为中华民族的生存智慧与生存方式。中医药学活动，无非将中华先民的生存方式转化为医药学活动方式，完成"人与天地相参"的医学模式构建。

医学模式，反映着不同民族对生命救助方式的思维模式，是人类在不同历史阶段和不同科学发展水平条件下为保护自身健康与疾病作斗争时观察、分析和处理各种问题的标准形式和方法。早期，西方文明借助神、东方文明借助巫来救助生命，是原始人类生产力水平低下、不能逾越的历史阶段。后来，西方因为蒸汽机走向机械模式、因为显微镜走向实验室生物模式、因为疾病谱、死亡谱改变向"生物-心理-社会"模式过渡；中医脱离了医巫模式直接进入"天人合一"思维下"人与天地相参"的医学模式，并积极构建与之相应的医学模型，保证模式实现。只要人类依然是天地的主体、人类存活的愿望不变、人类存活的环境不变，"人与天地相参"的医学模式就具备了千秋万代不改变的能力。

一、"天人合一"的医药学意义

中医学将"天人合一"的文化思想落实在学科模式上，是直接将中华民族"天人合一"的生存模式转化为"人与天地相参"医学模式，阐明其与"生生"目的的逻辑关系，回答如何"生生"的问题，引导中医药学科将"天人合一"的概念进行医学化研究，建立"整体观念"，确定医药学活动中"三因制宜"的原则，并寻找人体脏腑与天地之间相互沟通的"三因"要素工作模型，用整体观念、三因制宜等行为规范、天地人医学模型，保证了"人与天地相参"的生生模式变为现实。

（一）确定中医药学活动模式

模式，即是事物的标准样式，指从生产经验和生活经验中经过抽象和升华提炼出来的核心知识体系。医学模式，就是解决生命问题的方法论。中华民族在长期的生产斗争和生活斗争中，经过感悟、升华、总结出"天人合一"的生存智慧。由于道家注重人与自然、主体与客体之间的关联，先秦"推天道以明人事"的思维，在道家形成相当系统成熟的天道观与相当有特色、有根基的人道观。儒家虽然更注重人与社会的关联，但是儒道思想互相渗透，互相影响，西汉的董仲舒继承先秦百家讨论之往，开启魏晋后学之来，强调"天人之际，合而为一"，由此构建了"天人合一"的中华主体文化。虽然"天人合一"的表述由《黄帝内经》之后的宋朝理学家张载提出，但先秦"天人合一"思维影响并决定着中医药学解决生命问题的思维方式与方法，《黄帝内经》直接表述为"人与天地相参"。实际上，"人与天地相参"的表达方式，更体现了天人之间人的主动性，寓意人必须主动合拍天地变化，才能获取生命利益最大化。

中医学本着以人体生命小宇宙与大自然大宇宙息息相通的观点，强调生命之气与自然之气相通，《黄帝内经》称为"生气通天"；生命之气按四季节律培育，《黄帝内经》称为"四气调神"；生命之气的脏腑外象似天象地貌，《黄帝内经》称为"阴阳应象"；《黄帝内经》强调："善言天者，必有验于人；善言古者，必有合于今；善言人者，必有厌于己"以及"与天地如一，得一之情，以知死生。"中华先圣建立了谈天论人、谈古论今、谈人论己的思维习惯，《黄帝内经》以"与天地如一，得一之情"及"与天地合拍"的思维方法来解决生命问题，建立了"人与天地相参"的医学模式。

（二）"天人合一"文化的医学化研究

天是宇宙、是大自然，中华人文八卦起源就是人与大自然的关系表达。中国古代先哲"仰观天文，俯察地理，近取诸身，远取诸物"，逐渐形成了"天人合一"的宇宙观。表面上是天与人二者之间合二为一，深层次分析，是人类需要主动合拍天道。中华传统文化中对天道认识如老子所谓："有物混成，先天地生。寂兮寥兮，独立不改，周行而不殆，可以为天地母。吾不知其名，强字之曰道。"天道自然，凡事有自身不变的规律，天道影响人道。荀子所谓："天行有常，不为尧存，不为桀亡。应之以治则吉，应之以乱则凶。"而非天道因人意志、人的努力而改变。《国语·越语》记载先秦范蠡思想："夫人事必将与天地相参，然后乃可以成功"。"天人合一"是晚于《黄帝内经》成书的宋朝张载的总结，有二者合一思维，是中华民族传统文化思维体现。"人与天地相参"是先秦哲学思想在医药学上的直接运用，"人与天地相参"更能反映人与天地合拍的主动性。

天地有节拍，即天之道。天道阴阳，生杀本始，治病求本。中医药学就是参照天地阴阳之道、合拍天地阴阳之道、调生命阴阳之平衡、让生命可持续的学科。换言之，就是参照天地阴阳、求人体阴阳动态平衡，找到中华民族活法的学科。其一，天地有大道；其二，人类必须主动合拍天地之道，才能获得可持续发展的机会与能力。生命活的就是天地规律、人类主动合拍天地规律就有可持续性，养生就是培养符合天地规律的好习惯。

二、"人与天地相参"的临证意义

"人与天地相参"模式的标准化思维，规定了人体与天体合拍的"整体观念"，抽象的"整体观念"体现在人体与天地之间从天时、地利、体质三个要素的相参路径，以此规范中医药活动的临证行为规范，让人与天地相参变为实实在在的临证医学行为；同时，需要寻找人与天地之间相参的工作路径，让人与天地相参具备有现实可行性的医学模型。

（一）建立人体与天体的整体观念

"人与天地相参"模式，让临证医学活动必须有人与天地协调统一的整体化思维，中医称之为"整体观念"。整体观念仍然强调以人为本，认为人是以五脏系统为中心，内在各系统自身协调与各系统相互协调，外在与大自然和人类社会协调。当人体与天地相参之时，人体五脏系统构建的整体生命与大自然形成了人体小宇宙，这与天体大宇宙二者协调统一，进一步形成一个整体。

整体观念，决定了在中医药学的所有活动中、在处理人体任何问题时，都必须参照、比照、对照、模拟大自然的规律。整体观念，成为"人与天地相参"模式的标准化思维的临证表达。

（二）确立"三因治宜"的行为规范

天，以时间延续呈现；地，以空间区域呈现。人体与天地相参，参照的要点在于顺应天时季节规律、讲究区域性地理、维护人体和谐。人与天时相合则按时间规律作息，称"因时制宜"，如"日出而作日落而息"；人与区域性地理条件相合则按地貌特点生存，称"因地制宜"，如适合南方潮湿之地的河姆渡"干栏式"房屋与适合北方的半坡人"半地穴式"房屋。人是矛盾的主体，人在天地中应对大自然能力的生理素质与应对人类社会能力的心理素质，才是与天地合拍的能力，称"因人制宜"。中医秉承《周易》天地人三才思维，制定临证与天地相参的行为规范三要素，称"三因制宜"。

整体观念，不再是抽象的人体与天体合拍的笼统概念，而是有具体操作的路径。通过天时、地利、人的素质三个指标，完成与实现了人体与天体一体化的整体思维。天地对人体影响的规律性，被归纳为因时、因地、因人的"三因"。"三因"成为评价人体参照天地的三个要素与标准化路径。"看病"的医学活动，必须考虑季节因素、地域因素、人的体质因素对疾病状态的影响，"治病"的医学活动，必须调整人与季节特点适应、人与地区特点适应、人的生理、心理素质与生存状态适应。"三因制宜"的原则，规范着千秋万代中医人的临证行为。

（三）寻找人体与天地相参的工作系统

"人与天地相参"转化为临证的"整体观念"，"三因制宜"的原则使"整体观念"通过天时、地利、体质三个因素得到实现。关于五脏中心与生命活动的所有内在、外在关系都在这个整体研究之列，"人与天地相参"的医学模式才能够保证人体五脏中心与内在、外在各种关系建立的实体化、现实化。

内在有机整体与外在天时地利的统一，才会有具体形象的表达形式与模型。"人与天地相参"的医学模式，需要寻找相应的医学工作路径，清晰明确的医学模型才能让医学模式的实现具有可操作性。"人与天地相参"模式提出寻找实践路径的需求，促使医学研究必须面对与模式相配套的医药学工作模型研究问题。

三、"人与天地相参"的文化学特色

医学模式"人与天地相参"，不仅秉承中华民族"推天道以明人事"的思维，而且确定了中华民族医药学活动的标准样式，用中华民族生存方式解决了如何生生不息。学科对象人类不变，人类生存目标愿望不变，人生存的天地时空环境不变，学科模式既符合民族生存方式、承载了民族"天人合一"文化主体思想，又符合人类的生存现实，因此，这个模式拥有了穿越时空的能力。

（一）"人与天地相参"的社会学文化特色

"人与天地相参"，是中华民族主体文化"天人合一"民族思维的医学版，以"人与天地相参"的中华民族医药学活动的标准样式、标准化思维，秉承、承载、维护了民族文化思想成果。

"人与天地相参"不仅是"天人合一"民族思维的医学实现，更重要的是符合人类生存现实环境。人类千秋万代活在天地之间的事实不会改变，"人与天地相参"就是最明智的选择。中华民族以生存方式作为中医药学的学科模式，把不息的民族生存模式与治病救命的医学活动模式高度统一。

（二）"人与天地相参"的医药学文化特色

将人体研究放置于天地之中，天地对人体的影响、人体对天地利弊的态度等都会纳入医药学研究之中。取天地之利，可以顺时调气与采天地之灵气，可以发现"天食人以五气、地食人以五味"，可以发现顺时调气与天地合情的生命救护方式；避天地之弊，可以发现天之"六淫"与地之"五味"伤人，也可以发现人世间"七情"致病。这也是中医药学能够发现显微镜下看不到的风、寒、暑、湿、燥、火外来"六淫"与喜、怒、忧、思、悲、恐、惊内伤"七情"的缘由，并为之建立了"避之有时"与"恬淡虚无"的对策。医学中如果没有发现"六淫""七情"客观存在的事实，自然也就不会有相应的治疗措施与药物，"六淫"与"七情"导致的疾病也会成为医药学触及不到的死角。

人，是生存的主体、是医学活动的主体；天地，是主体人的生存环境。主体对象——人不变、人的生存愿望不变、人类生存天地环境不变，反映"天人合一"思维的"人与天地相参"医学模式就不可能改变。中医学的学科模式符合事实、符合天理、具备了千秋万代不变的可持续能力。

第四节 中医药学的模型文化——"阴阳五行"

"人与天地相参"的医学模式，需要有与之相应配套的工作模型。这个工作模型需要完成人与天之间的对接，保证人体具有能够与天地相参的生理基础。人，以五脏为中心；天，以阴阳为纲。保证"人与天地相参"的模型，实际上是发现、总结人体五脏与天体阴阳之间对接沟通的工作结构体系，解决人与天凭借什么沟通、如何沟通的问题。引导中医药学科将"天人合一"理念进行医学化研究、将"人与天地相参"的路径进行可行性论证。

一、"阴阳五行"的医药学意义

医学模型，指与医学模式配套的医药学活动工作模型。时间和空间是人类认识万物的基本形式。董仲舒《春秋繁露》中有"木居东方而主春气、火居南方而主夏气、金居西方而主秋气、水居北方而主冬气"，借春、夏、秋、冬四时季节与大地东、南、西、北方位进行整合，将天上阴阳寒暑往来之时节，化作大地东南西北之方位，建立研究人类生存的时空模型。其四方已经蕴涵了五方观，因为，要确定四方，必须首先确定中央，《诗经·商颂·玄鸟》中就有"古帝命武汤，正域彼四方"。如此，为天时阴阳在大地找到可参照的五行坐标，可称为"阴阳在天成象、在地成形"。

中医将"五脏"与五行对应，借助五行实现人体与天体阴阳的沟通，保证"人与天地相参"的医学模式实现。中医学建立阴阳五行模型的意义在于为人类寻找到"法天则地"的坐标，以此为人体五脏建立起"法天则地"的时空化模型，让治病本于天地阴阳之道有可操作性。

（一）阴阳五行学说确定法天则地的坐标

"人与天地相参"在于"法天则地"，首先需要发现被参照的天体对象，所谓"天地之道""万物之纲纪"，即天之道、地之理。观天文在于察时变。天时，就是千秋万代。千秋万代不过年年岁岁的积累，年年岁岁不过是春夏秋冬周而复始，春夏秋冬四时之变不过是寒暑往来交替，寒暑往来不过是阴阳多少的变化。天道，就是阴阳。效法阴阳，就等于效法天道。

阴阳，天道，在天成象。《黄帝内经》曰："阴阳者，有名而无形。""不以数推，以象之谓也"，似日月往来、似冷暖感受、似明暗感受、似大小感受、似刚柔感受、似升降感受、似快慢感受、似曲直感受——这些毕竟都是抽象的概念。人类生存在大地，需要参照大地的"万物之纲纪"。阴阳在天成象，在地成形。象，天上阴阳的样子；形，大地的物体器形。天之气象必须转化为地之物形，才能为生活在大地上的人类提供能够效法天道的直观参照物。"地势坤"，就是指大地承载天体阴阳变化，展示出天体样子的责任。所以，阴阳在天上，阴阳变化落在大地上，大地五方以物形展示出阴阳的形象。如天时春天，大地东方的形象是生机勃发、郁郁葱葱、满目青翠；天时夏天，大地南方的形象是茂盛壮大、隐天蔽日、骄阳似火；天时暑天，大地中土的形象是闷热暑湿、蕴育力量、作物澄黄；天时秋天，大地西方的形象是清肃萧条、西风落叶、白露成霜；天时冬天，大地北方的形象是冰天雪地、寒冬腊月、黑咕隆咚。所以天时季节的阴阳变化决定了大地五方冷暖、明暗、作物生长化收藏态势、颜色等。换言之，阴阳在天之形，落在地上就是地之象的表达——五行。五，大地五方；行，其甲骨文为"彳"，意味着世间上、下、出、入、曲折等五种基本的运动方位。五行就是天体阴阳在大地的代表。人类效法大地五行，就等于效法天体阴阳。

如此，人体五脏东方肝木、南方心火、中央脾土、西方肺金、北方肾水实现五行化，天道阴阳东方春、南方夏、中央暑、西方秋、北方冬实现五行化。通过五行建立起人与天地阴阳沟通的桥梁，完成老子所谓"人法地（五行）、地法天（阴阳）、天法道（规律）、道法自然（事物本然）"的思想理路。阴阳五行，就是人类"法天则地"的坐标。

（二）阴阳五行学说建立法天则地的模型

中医药学将"阴阳五行"学说思想落实在学科研究模型上。人体以五脏为中心，将五脏及其关联的各种人体内在关系纳入五行系统。五脏为中心的人体联系六腑、官窍、形体、情志、物质、脉象等等，以四时阴阳五行为纲纪，形成以五脏为中心的整体化脏腑系统。

天地，以阴阳为道。天时——春、夏、长夏、秋、冬；地域——东、西、南、北、中，将天地时空及天地时空关联的各种人体存活外在关系纳入五行系统，被五行化的天地阴阳关乎四时、方位、气象、长势、色象、庄稼、声音、味道、数字等自然万物。当人体与大自然借助五行系统相互沟通时，阴阳五行就成为人体与天体相通共用的桥梁。人体阴阳变化与大自然阴阳变化相参不再是抽象的概念，中医药学由此以阴阳五行建立了"人与天地相参"的工作模型，实现时空医学思维，见表2-1。

表2-1　四时阴阳五脏时空模型

大自然													人体						
五数	五音	五味	五菜	五果	五畜	五谷	五色	五化	五气	五方	四时	五行	五脏	五腑	五官	五体	五志	五液	五脉
三八	角3	酸	韭	李	牛	麦	青	生	风	东	春	木	肝	胆	目	筋	怒	泪	弦
二七	徵5	苦	薤	杏	犬	黍	赤	长	热	南	夏	火	心	小肠	舌	脉	喜	汗	洪
五十	宫1	甘	葵	枣	羊	稷	黄	化	湿	中	长夏	土	脾	胃	口	肉	思	涎	缓
四九	商2	辛	葱	桃	鸡	稻	白	收	燥	西	秋	金	肺	大肠	鼻	皮毛	悲	涕	浮
一六	羽6	咸	藿	栗	豕	豆	黑	藏	寒	北	冬	水	肾	膀胱	耳	骨	恐	唾	沉

二、"阴阳五行"的临证意义

中医药学成功引入阴阳五行学说，建立起"人与天地相参"的工作模型，首先是实现了对人体时空化的管理，让"人与天地相参"有了临证操作的可行性；同时，完成了以五脏为中心的阴阳五行对应体系建设，实现了将阴阳通过五行落实到脏腑，让调节脏腑阴阳变为切实可行的医药学活动行为。其次，以阴阳为纲完成人体评价体系的建立，整个医药学活动以调整阴阳平衡为最基本目的；五脏系统的物象表达，从人体到大自然具备了可参照的对象。藏象，不再是仅仅限于人体本身的生命现象，而是与大自然息息相关的生命体系。

（一）人体生命时空化

五脏，是人体生命活动中心；阴阳，是千秋万代抽象出的时间概念；五行，是阴阳时间变化在大地空间的呈现。将五脏放置于四时阴阳五行模型之中等于为五脏建立起时空模型，实现了天、地、人一体化管理。时空化的五脏、阴阳五行化的人体与大自然，让"人与天地相参"变得有充足的可行性与可操作性，成为"人与天地相参"能够看得见、摸得着的工作体系。模型中无论是人体内还是大自然中，同一系列的物种、物象具备了相参、相通、比照、对照、模拟的基础。

（二）建立生命活动评价体系

阴阳为天之道，人体生命活动不离阴阳之道。其一，建立阴阳五行藏象模型，用于研究人体阴阳动态。通过五脏与天地五行阴阳之气相通，将人体脏腑五行化，实现阴阳直接落实到脏腑，达到将人体生理器官与功能阴阳化的目的；其二，脏腑是人体核心，被阴阳化的脏腑只需判断脏腑阴阳动态情况，即可以知道人体生杀之本、治病之本。以阴阳五行阐释人体生理、病理、诊断、治疗、养生等等所有医学活动环节，阴阳成为解释人体生理、病理、诊断、治疗的评价体系，所有医学活动环节均以阴阳动态平衡为期。具体如下：

人体生理对应阴平阳秘（维持人体阴阳动态平衡，就维护了人体健康状态）；人体病理对应阴阳失调（疾病仅仅是阴阳双方维持事物正常化动态平衡关系被打破的表现）；人体诊断对应先别阴阳（诊断就是分析阴阳双方失衡状态、找出失衡原因、机理的过程）；人体治疗对应调整阴阳（治疗就在于恢复阴阳双方维持事物正常化动态平衡的关系）；治疗目的对应以平为期（治疗目的就是维护身体阴阳动态平衡，保持生命可持续发展机会）。

三、"阴阳五行"医学模型的文化特色

阴阳五行思维是中华传统文化思维，借医药学科研究模型予以最完整、最准确、最形象的表达，可在传承中华传统文化的同时建立起与"人与天地相参"医药学科模式配套的研究模型。道，是阴阳哲学之道；器，是医药学研究模型，"道器并重"就是其最恰当的表述。

（一）医学模型"阴阳五行"的社会学文化特色

"阴阳"，是对世界普遍矛盾的抽象概念，寻找其内在规律，建立起国学中的阴阳五行学说。阴阳五行学说，将阴阳矛盾之间关系，以"五行"为表达形式落地，让抽象的天体阴阳在大地上有了形象的代表。利用阴阳（天）–五行（地）–五脏（人）之间的取象此类思维，建立起人体与天体直接相通的时空模型，将中华民族生存智慧"天人合一"形象化、医学化展示。人体的阴阳矛盾变为可控、可操作的对象。

与中华传统文化一脉相承的中医药学，用医药学活动阴阳五行研究模型、工作模型的形式，唯一保留与展示了传统的阴阳五行学说。这是任何现代学科、传统学科都没有做到的。

（二）医学模型"阴阳五行"的医药学文化特色

以阴阳五行建立人体与天体相通模型，使得阴阳五行成为天人一体化的桥梁，实现了人体生命活动管理体系以阴阳为纲、以五行落地。人体与天体阴阳五行化，使"生生"医学目标有了相应的人体结构、脏腑功能、物质基础和生生于大自然的最佳方式。

四时阴阳五行五脏模型，就是天人一体化生命管理系统的建立，医学模型为医学模式实现提供了保证。模型，是模式思想的展示，为模式实现提供了配套保证，具有保证模式实现的现实意义。犹如实验室模型只能配套单纯生物医学模式，不能配套"生物–心理–社会"的医学模式。"人与天地相参"模式，有四时阴阳五行模型的配套保证，具备了穿越时空的能力。

"阴阳五行"医学模型实现了天人之间的联系。藏象，不但是人体内象的外在表达，更融入了与季节、地域联系的时空体系中，使得医学活动所有环节都被纳入无始终的时间与无边际的空间共同构成的整体之中。

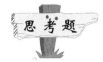

1. 中医药学的学科目标是什么？是如何形成的？
2. 阐述中医药学科目标与学科对象、模式、模型之间的逻辑关系。
3. 将人体研究置身于大自然中涉及到哪些利弊问题？

第三章 中医药特色文化

导学

　　中医药特色，是中医药专属而其他民族医药学所不具备的医药学特点，包括"人无我有"的特色是养生与经络，"人有我优"的特色是本草和抗疫文化。

　　本章主要讨论"人无我有"的养生和经络与"人有我优"的本草和抗疫文化，进行文化溯源，明确特色何在，将中医药真正的特点特色加以展示，有利于促进中医药基础理论的发展。

　　本章学习目的在于掌握"人无我有"的养生和经络与"人有我优"的本草和抗疫文化，理解中医药学的独特性与现代意义。

　　特色，是指一个或一种事物显著区别于其他事物的风格和形式。事物特色取决于其赖以产生和发展的特定环境，为所属事物所独有。

　　医药是各民族健康繁衍的保证。世界医药学客观存在着西方医学（欧洲医药学）与东方医学（包括受汉字文化圈影响并以中医药为基础发展起来的日本汉方医学、韩国韩医学、朝鲜高丽医学、越南东医学等）。由于地理条件所造成的各民族生存环境不一样，各民族形成了不同的民族思维方式，直接影响着不同民族的生存模式、健康观念、疾病观念、死亡观念。

　　中医药在中华大地上几千年来经历上古自强生存、中古诸子争鸣、以医入道后，在成熟的民族文化基础上，最终成为东方医药学文化的代表，屹立在世界医药学之林。与其他医药学相比，中医药学最具"人无我有"特色的是养生与经络，而"人有我优"特色的是本草和抗疫文化。

第一节　养　生　文　化

　　养生，有数千年的历史，是中华民族长期同疾病作斗争形成的极为丰富的经验总结及其理论升华，是我国优秀民族文化的重要组成部分。她最具特色之处在于颐养天年的对象是生命。生命的长度不仅仅是大自然赋予人类的自然寿命，更取决于生命周期中的保护理念与合理的方式方法，并且涵盖生命周期全过程。而其他以疾病为对象的医药学，仅仅是针对疾病出现以后的生命阶段。因此，养生是在世界医药学之林绝无仅有的医学理念与实践。

　　养生，是在疾病与生命的力量比较中，以生命为出发点，在中医药理论指导下，利用中医的方法和手段，调摄生命而达到延年（延长生命周期）、强体（提高生命质量）、驻颜（焕发生命活力）的目的。通过长期实践，中华民族逐渐形成了独特的医学养生理论体系，为人类的长寿、健康、美丽作出贡献，在"健康中国"战略与人类健康中必将发挥更大作用。

一、颐　养　天　年

　　养生，又称摄生、道生、养性、卫生、保生、寿世等。"养生"一词最早见于《庄子》内篇。

所谓养，即保养、调养、补养之意；所谓生，就是生命、生存、生长之意。总之，养生就是保护、颐养生命的意思，其意义在于遵守生命规律、呵护与培养生命物质与能力，以达到健康长寿的目的。

（一）颐养天年的概念与目标

"天年"，即是大自然赋予人类的自然寿命，又称"天数"。《左传》《庄子》《黄帝内经》等均论述人的寿命应该在百岁以上。《庄子·盗跖》曰："人上寿百岁，中寿八十，下寿六十。"现代医学认为，哺乳动物的寿命为其生长期的5～7倍，人类生长期为20～25年，可以实现的最高寿命为100～175岁；或以细胞分裂周期2.4年乘以50或55次，即120～132岁。三国时期竹林七贤之一的曹魏文学家、思想家嵇康在《养生论》对寿命的论述最为周详："上寿百二十，古今所同"，认为人类的上寿天年是 120 岁。论述之准确，经数千年仍不失为"天才的论断"，被誉为"嵇康定律"。

"颐"，孔子以《易经》二十七卦"颐卦"画象解释，见图 3-1。

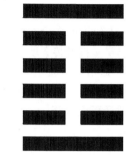

图 3-1　二十七卦——"颐卦"示意图

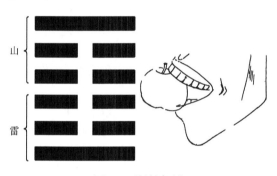

图 3-2　颐卦象征

"颐"卦之画象是由上艮（山）卦下震（雷）卦组成，上面的"艮卦"象征停止，下面的"震卦"象征运动。颐象征着面颊，腮。颐卦表示上下牙床相互碰撞，咀嚼食物的样子，见图 3-2。

颐卦表象上以"颐"展示咀嚼食物的样子，实则强调颐养更要自食其力，生命自强才能不息的文化寓意。

"养"，就是保护生命不受伤害。葛洪明确指出："养生以不伤为本，积伤至尽则早亡。"养，就是顺应生命自然养护（抗衰）与保护生命（避邪）。北京皇家园林颐和园，就是1888年光绪皇帝取"颐养冲和"之意，颁谕将"清漪园"改名为"颐和园"，并亲写匾额作为慈禧颐养天年的地方，取心平气和、颐养天年（大自然赋予人类自然寿命），退休养老不再干预朝政之意。

随着社会发展，人们更清晰地意识到生命质量的重要性，即不仅是生命周期的延续，更要活出生命的质量、活出生命的精彩，这些都是生命颐养的重要方面。因此，中医养生的目的，除了养生延年对生命周期的追求外，还包含了养身强体对生命质量的追求和对生命活力的追求。而三者的关系在于，生命是基础，无论体质强弱均以生命为载体，有生命才有强壮，有强壮才有容光焕发，有容光焕发才有神韵，有神韵才是美，健康是美的基础。

（二）颐养天年的文化传承

颐养天年的文化形成，来源于中华民族从古至今生存实践中总结与升华出来的生命养护文化。颐养天年的文化经历了上古彭祖传说、殷商秦汉萌芽、两晋隋唐兴旺、两宋明清鼎盛及中华人民共和国成立后养生学获得新生几个阶段。今天，中医药养生学科在全民大健康的战略中也得到了创新发展。

1. 上古彭祖传说

文明发轫之时，人类在实践中逐步积累了保持健康的经验，养生的观念和方法已经产生。火的发现和应用改善了人类茹毛饮血的饮食条件。火可以做熟食物、取暖，后来逐步产生了原始的热熨法，之后才又发展为灸法。居住与服装条件的改善等都与养生防病、延年有关。

彭祖作为中华历史传说中的长寿代表，其生活习性、居住环境、"房中术"、心态性格等历来为方士研究"长生"之重点，在历史上影响很大。孔子对他推崇备至；庄子、荀子、吕不韦等先秦思想家都有关于彭祖的言论，西汉刘向将其视为硕仙。晋代医学家葛洪撰写的《神仙传》中还特别为彭祖立传，记载道："彭祖者，姓钱，名铿，帝颛顼之玄孙。至殷末世，年七百六十岁而不衰老。"屈原在《楚辞·天问》中发出"彭铿斟雉，帝何飨？受寿永多，夫何久长？"的疑问，在王逸的注和洪兴祖的补注中都提到彭祖能做一手好菜，烹调的野鸡汤味道鲜美，尧帝为此封彭城给他。今在徐州（古彭城）建有彭祖园，四川眉山市彭山区中华养生第一山还有彭祖墓。长期以来，关于彭祖的寿命有两种解释：其一，与上古干支纪时"小花甲"有关，小花甲一个周期是60天，葛洪《神仙传》所载"年七百六十岁而不衰老"的"七百六十岁"即是125岁；其二，《史记》载："彭祖氏，殷之时尝为侯伯，殷之末世灭彭祖氏。"因此，彭祖氏通常被认为是一个长寿氏族，经历尧帝、夏、商之世，存在800年。

2. 殷商秦汉萌芽

殷商甲骨文已有卫生与保健防病的记载。《周礼》载有"食医"，并对各类饮食的寒热温凉（指服食）及四季的五味所宜都有明确的规定，专管周王饮食事宜。《山海经》是记载先秦时期我国名山大川及物产的著作，虽非医药专著，但明确记载了126种中药，同时也记录了多种药物的使用方法。夏朝酒的发明与酿酒业的兴起，推动了医药的发展。酒具有通经活血的作用，古人用酒来治病，并逐步用药物与酒制成药酒来治疗疾病。殷商汤液的发明，使生药转向熟药，单味药转向多味药，不仅服药方便，容易发挥药效，而且能减少药物的副作用，成为医药史上一个很大的进步。

春秋战国时期，诸子百家学说的兴起对养生学也有很大促进。在先秦的学术争鸣中，人们关于世界本原、生命学说及人生现象等方面，有了较为客观的认识。

老庄学派"归真返璞""清净无为"思想，并行导引、吐纳术；管子认为"精存自生，其外安荣，内脏以为泉源"，强调"精"是气的物质基础；《吕氏春秋》强调"故精神安乎形，而年寿得长焉"。精、气、神和形体的统一是生命的根本。老子、庄子主张"静"以养神可以长生。吕不韦认为"流水不腐，户枢不蝼，动也。形气亦然：形不动则精不流，精不流则气郁"，他主张动，对气不宣达与血脉壅塞应"作为舞以宣导之"。孔子认为"若夫智士仁人将身有节，动静以义，喜怒以时，无害其性，虽得寿焉，不亦宜乎"，他主张要动静结合。

《黄帝内经》为中医奠基，从医学的角度来讨论养生问题，对人的生长发育过程有很精妙的观察与概括，对衰老的机制有很确切的认识，明确提出"治未病"的观点，对预防病变、保健延年有极其重要的意义。

仅就本草药物而言，在中医药的历代文献中，虽然没有抗衰一说，但很多中药的主治功效载有"耐老""不老""延年""增年""长生""乌须发""驻颜""轻身""耳聪目明""齿落更生"等内容。《山海经》已收录具有强壮身体、增强记忆、延年益寿作用的植物。东汉成书的药学专著《神农本草经》中有"延年"功效记载的药物包括"上品"115种、"中品"40种、"下品"10种，并记载多种中药美容剂，如白芷"长肌肤、润泽，可作面脂"，白僵蚕"减黑皯，令人面色好"等。由此，形成了中国抗衰老药物的雏形。

《山海经》描述的海上三神山，为秦朝统治者带来长寿的希望。据《史记·秦始皇本纪》记载，公元前219年，秦始皇听信"齐人徐市等上书，言海中有三神山，名曰蓬莱、方丈、瀛洲"，曾多次派人入海寻找仙山，甚至亲自下海，以求不死之药。秦始皇虽然不是下海寻仙第一人，但以其始皇帝的地位载入《史记》正史，把中华生生不息理念推到了史无前例的高度。

秦始皇寻仙并未遂愿，但生生不息理念得到固化。到了汉朝，寻仙者仍没因此绝望。汉武帝时期，封禅祭祀、入海求仙的行为愈加频繁。司马迁《史记·封禅书》载："今天子初即位，尤敬鬼神之祀"。汉武帝被传为与王母娘娘有来往的半仙式人物，在长安修建天降甘露的承露盘。在"粟红贯朽"时代背景下，造仙、成仙、求仙成为全社会的趋势，"不息"思想普及化，成为全民族、全社会共识，更对后世影响巨大。

张仲景著《伤寒杂病论》，奠定中医辨证论治的理论基础。其中，也从病因学角度提出了自己的养生观点。《金匮要略·脏腑经络先后病脉证第一》提出的"若人能养慎……不遗形体有衰"，以及"饮食禁忌"等，至今都是很有现实意义的。华佗创"五禽戏"，并身体力行，坚持不懈，"年且百岁而犹有壮容"。吴普仿之，"年九十余，耳目聪明，齿牙完坚"。师徒二人，成为养生有道的典范。

3. 两晋隋唐兴旺

商、西周、春秋之后，经诸子百家思想浸润，养生理论和方法愈发丰富，汉唐时期发展更为迅速。汉、唐两代都曾出现过社会经济高度繁荣的景象，对医学及养生的发展也产生了积极的影响。

两晋至隋唐，陶弘景《养生延命录》、葛洪《抱朴子·内篇》都是养生学的重要著作。自隋朝王通提出儒、佛、道"三教归一"的纲领后，三家之说便成为官方的正统思想被推行于世，并且互相渗透、融合。其中，有关养生方面的内容，便被当时的医家、方士所继承，从而进一步充实和发展了中医养生学的内容。唐代孙思邈虽然受佛、道二教的影响，但他毕竟是临床医药学家。孙氏《备急千金要方》中有关的养生资料，是唐以前和他自己经验的总结，对后世影响很大。孙思邈《备急千金要方·面药》及《千金翼方·妇人》的"妇人面药""薰衣衣香""令身香""生发黑发"等内容，堪称中国美容方面最早的文献。《备急千金要方》有"面药"专章，收集美容方剂81个，《千金翼方》收集了宫中化妆配方，这些内容让美容走向了社会平民。孙氏又创养生十三法，并身体力行活到百岁以上，至今仍是中国素质教育的学习内容。

4. 两宋明清鼎盛

到了两宋、金元时期，"金元四大家"体现了中医学中的流派争鸣。刘完素强调调气，李东垣强调补脾胃，朱丹溪强调滋阴精，尤其强调节欲保精，张子和倡导祛邪扶正，还提出"养生当用食补，治病当用药攻"的主张。金元四家以外，严用和在《养生方》中提倡"补脾不如补肾"之说，认为"肾气若壮，丹田火经上蒸脾土；脾土温和，中焦自治"。其补肾之说，为后世广泛运用补肾法抗衰老、防治老年病和其他疾病提供了理论依据。

尤其值得一提的是，针灸学在宋元时期有了很大的发展，出现了闻名国内外的"针灸铜人"以及新的针灸专著，如《新铸铜人腧穴针灸图经》《针灸资生经》《十四经发挥》等。同时，又出现了子午流注针法，主张因时选穴，达到治疗保健的目的。

在先秦养生理论基础上，宋元时期的养生理论有了飞跃式发展。现存撰于宋朝的养生专著有11种，包括李昉《太平御览·养生篇》、周守忠《养生类纂》和《养生月览》、佚名《养生秘录》、蒲虔贯《保生要录》、姜锐《养生月录》、韦行规《保生月录》、愚谷老人《延寿第一绅言》、赵希鹄《调燮类编》、陈直《养老奉亲书》、宋朝整理的《正统道藏》及其辑要本《云笈七签》等。这一时期的文人学士对养生学也很重视，如苏轼《问养生》《养生说》等，马永卿《懒真子·论养生》，陆游《养生》等。现存元朝养生专著7种，包括丘处机《摄生消息论》、李鹏飞《三元延寿参赞书》、洞虚子《泰定养生主论》、汪汝懋《山居四要》、瞿佑《居家宜忌》和《四时宜忌》、忽思慧《饮膳正要》等。《泰定养生主论》主张从幼年就开始注意养生，自幼及壮至老调摄有序，具有重要的现实意义。元朝饮膳太医忽思慧著《饮膳正要》，运用食疗达到养生目的，是一部古代营养学专著，为我国现存第一部完整的饮食卫生和食疗专著，也是一部颇有价值的古代食谱。养生不仅为医药学家所关注，道家书籍记述导引、气功、按摩等很多方法，对于防病保健具有重大的价值。

明清时期的养生学著作，日益切合实际。由于养生学受到医学界的重视，医学家中高龄的比较多，专著也比较多，因年代较近，大多今日尚有存者。仅按《全国中医图书联合目录》统计，即有60来种。比较重要的有冷谦《修龄要旨》、万全《养生四要》、高濂《遵生八笺》、胡文焕《摄生集览》、李士材《颐生微论》、龚廷贤《寿世保元》，以及《正统道藏养生书选录十六种》《洪缁集刊养生书六种》《格致丛书·养生书选录十二种》《夷门广牍·养生书选录三种》。

医学家秉承《黄帝内经》养生思想并提出各自的观点。李梴《医学入门·保养说》力驳唯心的养生说，提出避风寒、节劳逸、戒色欲、正思虑、薄滋味、寡言语等切实可行的养生法。张景岳在《类经》"摄生类"中汇集了《黄帝内经》的论述并加阐发，创左归饮、右归饮，就是一补阳气，一补阴精，为防治老年病常用名方。赵献可继承薛立斋、孙一奎之说，发扬了命门学说，对许多病都用水火阴阳来概括，治疗则以六味丸、八味丸为主方。李士材提出肾为先天之本，脾为后天之本；先天分水火论治，后天分饮食、劳倦论治。明末汪绮石《理虚元鉴》所称的虚劳，在很大程度上包括了老年病在内。他提出"治虚有三本，肺脾肾是也。肺为五脏之天，脾为百骸之母，肾为性命之根"。在防治方面，他提出六节、八防、二护、三候、二守、三禁等理论，确有很大的防病治病、抗老保健的意义。

明朝御医龚廷贤的《寿世保元》中不但有许多前人的养生理论，而且搜集了大量延年益寿的秘方，并把重要者编成口诀，所以流传较广，其"衰老论"一节对变老的原因作了专题研究。龚居中著有《万寿丹书》，包含安养、延龄、饮食等篇，亦颇多发挥之处。二者均对养生学有一定贡献。李时珍《本草纲目》书中收载 1892 种药，明确指出有"耐老""不老""延年""增年"作用的药物（不包括乌须发、驻颜、轻身等）共 177 种；收载药粥 62 方，提出"食疗辨脏腑""食疗分补泻""食药相配制""食疗有禁忌"等几大食疗原则。

清朝的养生学专著以曹庭栋《老老恒言》、汤灏《保生编》、叶志诜《颐身集》等较为重要。《老老恒言》除总结出一套养生法外，还按老年人脾胃虚弱的特点编制出 100 余种粥谱，以备老年之颐养。光绪年间（公元 1875 年～公元 1908 年）黄云鹤著有《粥谱》一书，载粥方 247 首。非专著的养生论述要以徐灵胎与叶天士所论最为重要。徐灵胎认为寿命在受生之时已有"定分"，这定分就是元气。寿命的长短决定于元气的盛衰，所以强调"谨护元气"是养生、治病首先要注意的事，形成其在寿命问题上的独特见解。叶天士对一些老年病的病机常有精到的阐发，如认为老年中风是"高年水亏，肝阳升逆无制""有年下亏，木少水涵，相火内风旋转"，并据此提出"内风乃身中阳气之动变"的著名论点。对一些老年病的治疗，除着重阳明与肾外，还提出"久病入络"的新理论，为老年病开拓了活血化瘀的治疗途径。在养生方面，叶天士认为："颐养工夫，寒暄保摄，尤当加意于药饵之先。"此外，他还特别强调戒烟酒。

5. 中华人民共和国成立后养生学获得新生

中华人民共和国成立后，在党对老年人的关怀与国际上老年学蓬勃兴起的共同推动下，我国的老年学与老年医学也借助中医养生学之势，得到很大发展。

我国从 20 世纪 50 年代末到 60 年代初就系统地开展了现代老年病学研究，之后成立了老年研究室。1959 年，中国科学院动物研究所赵增翰等较早从中医药古籍中总结和整理出 152 首抗衰老方剂。全国各地又相继成立了老年病防治研究所（室）及很多老年保健委员会。从 1987 年开始，国家教委决定开建中医养生康复专业，逐步在中医院校筹办开设，并且把中医养生康复概论列为中医学院的课程之一。1988 年，国家中医药管理局与世界银行合作，把中医养生康复专业列为贷款项目进行扶持。

养生保健知识也得到了广泛的宣传。通过医学、养生科普方面的社会教育，更多的人利用较少的时间学到较多的保健知识，不同年龄阶段的人都能够自我养生保健，提高民族素质和全社会的健康水平。2005 年，国家体育总局在全国推广中医传统体育项目五禽戏、八段锦、六字诀、易筋经等，导引保健与医疗相结合。

随着中医药学术研究不断深入，中医药美容学在近年得到新的重视，为中医养生驻颜增添了新的内容。

综上所述，养生文化历史悠久、源远流长，受全社会关注，《黄帝内经》所谓："君王众庶，尽欲全形。"历代帝王、医药学家、各派学者、社会文人等都是养生的研究者与践行者。中医药养生、抗衰老的理论、方药、食养、外护等散布于各个时期的历代文献中，内容丰富。我国已经采取多层次、多渠道、多形式的措施和方法，培养人才、开展学术研究、宣传普及、推广应用，逐步完善了中医养生学科体系，提高了全国人民的健康水平。

2016 年中共中央、国务院印发《"健康中国 2030"规划纲要》指出："坚持正确的卫生与健康工作方针，以提高人民健康水平为核心，以体制机制改革创新为动力，以普及健康生活、优化健康服务、完善健康保障、建设健康环境、发展健康产业为重点，把健康融入所有政策，加快转变健康领域发展方式，全方位、全周期维护和保障人民健康，大幅提高健康水平，显著改善健康公平，为实现'两个一百年'奋斗目标和中华民族伟大复兴的中国梦提供坚实健康基础。"健康中国是人人健康，由此兴起"大健康产业"。伴随着新世纪健康概念的更新，世界各国越来越多的人正努力寻求更好的保健方法，故此在世界范围内天然医学、身心医学及社会医学等相继兴起，全社会对中医药养生寄托了更高的期盼。中医药养生必将为健康中国、为世界人类健康做出新的贡献。

二、颐养生命典范

几千年养生之路，自然培育出无数养生大家，正因为他们的努力才让中华养生文化得以穿越时空。

（一）彭祖千年传说

传说是文字出现以前口口相传的文化现象。传说中虽然掺杂着神话，但其中却包含着一些真实的历史痕迹。从现存的四川眉山市彭山区彭祖山（传说中彭祖出生地）和江苏徐州彭祖园（传说中尧帝封彭城的古大彭氏国所在地）可见文化穿越时空的能力。

四川彭祖山坐落在两江交汇的江口镇，彭祖衣冠冢依山而建，并有一尊与山体同高的佛像，彭祖衣冠冢前进香信众络绎不绝，青烟袅袅，云雾缭绕。徐州彭祖园坐落在徐州市区南部，与西边云龙山和南边小泰山、凤凰山遥遥相望的自然环境，成就了环境养生的典范。在屈原《天问》中记载："彭铿斟雉，帝何飨？"是对彭祖烹饪野鸡汤献于尧帝的记载。彭祖又被称为庖厨始祖，说明彭祖是饮食调养的美食家，成就了饮食养生的典范。传说中，彭祖悠闲自在地优游于宇宙之间，视听豁达于八方之外，成就了情绪养生的典范。相传彭祖会胎息法，《抱朴子·内篇·微旨》中讲到"房中之事"，认为"彭祖之法，最其要者"。四川彭祖山园区内至今尚有专门为彭祖"房中术"设置的房间做展览，成就了劳逸养生的典范。

颐养天年历代践行，对生命而言，无论何时、何地、何人，环境、情绪、饮食、劳逸都是每个生命不可或缺的四个存活因素。

（二）道家养生思想

1. 道家养生文化的贡献

《中国科学技术史》指出："道家思想从一开始就有长生不死的概念。而世界上其他国家没有这方面的例子。这种不死思想对科学具有难以估计的重要性。""寿比南山""万寿无疆""长命百岁"等都是"不死"文化的社会基础。正是"不死"的美好愿望，才会有追求"不死"的勇气与作为，才会有远离死亡的防范术数研究和实践。

养生观念由庄子代表的道家所提出，在庄子所著的《庄子·养生主》中说道："缘督以为经，可以保身，可以全生，可以养亲，可以尽年。"明末清初思想家王夫之在《庄子解》中说："身前之中脉曰任，身后之中脉曰督，督者居静，而不倚于左右，有脉之位，而无形质者也。"即是无形质之元气循于任督二脉，不倚于左右运行，即"小周天"运行。通过王夫之所谓"清微纤妙之气循虚而行，止于所不可行，而行自顺，以适得其中"的元气引导，达到"保身""全生""养亲""尽年"的目的。养生文化一直延续两千多年。值得注意的是，在东西方医学的碰撞中，从生命出发的立足点最为独特。以疾病为对象的医学思维中，医药救治只能在疾病发生时有所作为；而以生命为对象的医学思维中，医药可以在生命生长壮老已全过程发挥作用，这包含了养生观念。将医药的作用范围放在生命保护领域显然更加宽泛、合理。至今，养生文化仍在继续发挥作用，这就是养生文化跨越千年的最大贡献。

2. 道家对实体不死的追求

《中国科学技术史》指出："道家只求长生，并不是认为精神不死，而是实体的长生；也并非认为长生是人生问题的解决途径之一，而是唯一的解决途径。"道家养生并不仅仅停留在精神层面，由于"道家思想从一开始就有长生不死的概念"，而且"是实体的长生"，并认为"长生"是"唯一的解决途径"，因此，为了长生自然需要寻找长生的具体方法，并为了"生生""长生久视"进行身体与道德修炼，才会出现修炼内丹与外丹的方法。

（1）入道成仙

道教劝善之书《太上感应篇》记载："所谓善人，人皆敬之，天道佑之，福禄随之，众邪远之，神灵卫之，所作必成，神仙可冀。"强调向善成仙。晋代亦医亦道的葛洪在《抱朴子·内篇·勤求》中指出："天地之大德曰生，生，好物者也。是以道家之所至秘而重者，莫过乎长生之方也。"《抱朴子·内篇·论仙》记载："若夫仙人，以药物养身，以术数延命，使内疾不生，外患不入，虽久视不死，而旧身不改，苟有其道，无以为难也。"强调不修功德不成仙。以老庄"道"思维，是"苟有其道，无以为难"。认为遵道而为，饮食、内丹、外丹、修炼，是道家追求长生的实质性术数，并非难事。从积极意义而言在于潜心精气，寻求生命的最佳状态。

（2）导引练气

《庄子·刻意》有关于彭祖善导引行气的最早记载："吹呴呼吸，吐故纳新，熊经鸟申，为寿而已矣。此道引之士，养形之人，彭祖寿考者之所好也。"延续到西汉马王堆《导引图》、东汉华佗五禽戏，后世八段锦、六字诀、太极拳等，就在于调身（身体通泰）、调心（心神安定）、调息（气息条畅），至今都是重要的养生方法。

（3）外丹探索

秦始皇迷信于战国时传说的山东蓬莱海底有长生不老药，到了东汉，虽已盛行中草药抗衰老，但仍以求神采仙药的迷信为主导。在此导向下，社会上出现了一批自称持有长生术的方士和得道的神仙，道家、佛家也得到很大发展。于是，炼丹术、服石法、神仙术，以至"房中术"之类养生之书充斥天下，抗衰老从求神拜佛走上了服用草药的道路。

本草药物中矿石药物的使用在方士迷信的把持下走上炼金丹的歧途，并有"服石"壮阳毙命的记载。当时的人民已意识到神仙迷信之说的危害性，并有很多人开始反对。颜之推《颜氏家训·养生篇》、张华《博物志》都有相关记载。冶炼金丹以抗衰老，实际上是在青铜器冶炼技术基础上，抗衰老中药历史中的一个探索性阶段，也是在探索不死道路上的一段曲折历史。中医药学发展至今并没有将其保留在内服用药中。但是，这个过程对于启发化学用药与火药的发明起到了推动作用，应客观地看待。

（三）《黄帝内经》理论

《素问·上古天真论》将养生状态分为四个层次：首先是养生真人，"上古有真人者，提挈天地，把握阴阳，呼吸精气，独立守神，肌肉若一，故能寿敝天地，无有终时，此其道生。"其次是养生至人，"中古之时，有至人者，淳德全道，和于阴阳，调于四时，去世离俗，积精全神，游行天地之间，视听八达之外，此盖益其寿命而强者也，亦归于真人。"然后是养生圣人，"其次有圣人者，处天地之和，从八风之理，适嗜欲于世俗之间，无恚嗔之心，行不欲离于世，被服章，举不欲观于俗，外不劳形于事，内无思想之患，以恬愉为务，以自得为功，形体不敝，精神不散，亦可以百数"；最后是养生贤人，"其次有贤人者，法则天地，象似日月，辩列星辰，逆从阴阳，分别四时，将从上古合同于道，亦可使益寿而有极时。"这是《黄帝内经》162篇的第一篇，成为医学、养生学典范之作，堪为后世经典。

真人、至人、圣人、贤人虽然各有不同，但或是"把握阴阳"，或是"和于阴阳"，或是"处天地之和"，或是"法则天地"，他们"合同于道"的修为与"无恚嗔之心"的内敛，能够"积精全神，游行天地之间，视听八达之外"。这就是中医理论与文化奠基之作《黄帝内经》为世人长寿存活描述的理想实施路径，在全民大健康的今天仍然不失其现实意义。

（四）养生不伤为本

养生的对象是生命。《吕氏春秋》于公元前239年左右完成，时值秦国统一六国的前夕。《吕氏春秋》博采众家学说，是以道家思想为主体，兼采阴阳、儒墨、名法、兵农诸家学说而贯通完成的一部著作。《汉书·艺文志》将其列入杂家之作。《吕氏春秋·季春纪·尽数》是其中一篇关于养生的专文，其明确指出："天生阴阳、寒暑、燥湿，四时之化，万物之变，莫不为利，莫不为害。圣人察阴阳之宜，辨万物之利以便生，故精神安乎形，而年寿得长焉。长也者，非短而续之也，毕其数也。毕数之务，在乎去害。"强调的是万物皆有利弊，养生在于趋利避害，长寿不是短而续，在乎"去害""毕其数"，即是不受伤害、保天年。

晋代医家葛洪《抱朴子》提到"养生以不伤为本"，强调养生以身体不受到伤害为根本，认为"身体不伤，方可延年"，将导致人早亡的伤身行为总结为"十三伤"："才所不逮而困思之，伤也；力所不胜而强举之，伤也；悲哀憔悴，伤也；喜乐过差，伤也；汲汲所欲，伤也；久谈言笑，伤也；寝息失时，伤也；挽弓引弩，伤也；沉醉呕吐，伤也；饱食即卧，伤也；跳走喘乏，伤也；欢呼哭泣，伤也；阴阳不交，伤也。"明确指出将伤害积累起来就是生命消亡的缘由，即"积伤至尽则早亡"；晋代医家陶弘景喜读葛洪著述，不接受梁王邀请，隐身山中修炼，人称"山中宰相"。其《养性延命录》阐述"夫禀气含灵，惟人为贵。人所贵者，盖贵于生。生者神之本，形者神之具。神大用则竭，形大劳则毙"。强调"贵生"思维，描述生之本在形与神，但"大用"则神竭、"大劳"则形损，倡导"不伤为养"的理念，而且引彭祖"养寿之法，但莫伤之而已"的观点。

由此可见，不伤害就是养，是养生延年、强体、驻颜的最基本思想，生命过程中趋利避害，追求生命各个阶段、各种状态下相对最大利益、最小损害就是养。至今，此观点在全民大健康中仍然有重要的现实意义。

（五）孙思邈的践行

孙思邈，隋唐时期医药学家，被后人尊奉为药王菩萨、孙真人。一生致力于临床医学和药物研究，精通内科、外科、妇科、儿科、五官科和针灸科等，是中国医学史和中国道教史上的传奇人物。宋朝林亿称赞孙思邈："唐世孙思邈出，诚一代之良医也。"

孙思邈著有《备急千金要方》与《千金翼方》。之所以称为"千金"，是因为"人命至重，有贵千金，一方济之，德逾于此，故以为名也"。孙思邈认为，医者应秉承天地大德，遵医道之德、立足人命，以活人济世为己任。《备急千金要方》共30卷，是一部综合性临床医著，被誉为中国最早的临床百科全书。《备急千金要方》其成书年代大约是在公元650年～658年，此时孙思邈已经是古稀之年。《千金翼方》集其晚年近三十年之经验，以补早期巨著《备急千金要方》之不足，故名"翼方"，是活到老、学到老、总结到老、老而不衰、通过学习抵御衰老的典范。

孙思邈生于隋朝，卒于唐朝，生卒时间多有争议，但所有推断均不少于百岁。而在《备急千金要方》自序中提到："幼遭风冷，屡造医门，汤药之资，罄尽家产"，但其倡导发常梳、目常运、齿常叩、漱玉津、耳常鼓、面常洗、头常摇、腰常摆、腹常揉、摄谷道、膝常扭、常散步、脚常搓等"养生十三法"，并且身体力行，主旨在于解决人体各个组织器官供血供氧，方法合理、简单易行，极具可操作性。因此，孙思邈自小体弱却依然长寿。他亲身示范推广"养生十三法"，以颐养形体达到维持组织器官供血供氧、延缓功能下降速度，起到防衰老的效果。至今，"养生十三法"都是《中国公民中医养生保健素养》的推荐项目，仍然有极强的现实意义。

孙思邈在医药临证实践方面，贡献颇丰。其一，民间称其为"药王菩萨"，《备急千金要方》讨论 197 种相制约的药物，含方论 5300 余首，可知其用药已经达到相当水平，无愧"药王"之称谓。其二，孙思邈研究针灸穴位，深感前期针灸经络不准确，为此根据甄权所绘《明堂人形图》亲手绘成了第一幅形象直观的彩色《明堂三人图》，包括仰人、背人、侧人 3 幅图。孙思邈云："其十二经脉，五色作之，奇经八脉以绿色为之，三人孔穴共六百五十穴，图之于后，亦睹之便令了然。"是我国最早的彩色经络腧穴图。而且，他还发明以痛为腧的"阿是穴"。其三，《备急千金要方》专列"面药"，将秘而不传的具有类似现代化妆品清洁、保护、营养、美化、防治作用的面脂、手膏、熏衣香、生发乌发等 81 个面药公诸于世，推向政治稳定、经济繁荣、有精力美化生活的唐朝社会，促进古代美容业的发展。其四，《备急千金要方》中包含妇科三卷、儿科一卷，他把妇科、儿科分科设置，成为妇科、儿科分科论治的奠基人。其五，针对尿闭症，利用葱管导尿，与当今用硅胶管导尿仅仅是工业化程度高低的区别，而原理未变。

历代医家众多，在医学上造诣高超、从小体弱多病却活出高寿还能高产的大医家屈指可数。孙思邈还有许多养生心得，包括养性、注重季节、情绪、劳逸、饮食方面，无愧是医养结合的典范，不得不引起我们今天中医药人的深思。

第二节　经　络　文　化

经络，是中医学说不可或缺的组成部分，涵盖西方医学的血管系统、神经系统、体液系统、内分泌系统等，是一个连接内脏到体表、五体、窍道等构成生命整体，完成生命物质传递、生物信号传递、脏腑器官与组织应答的无处不在的网络系统，是中医学最奇特的部分，在全世界医药学领域中绝无仅有。

首先，经络系统是实实在在的人体结构的组成部分。"经"是贯穿上下，沟通内外而纵行的主要路径，主要有从属于十二脏腑的十二经脉；"络"是从"经"分出的纵横交错、遍布全身的"网络"，主要有十五络脉；网络再别支而出的第三级络被称为"孙络"，主要是全身分布于体表的最细小络脉分支所织成的"网"。"网"在体表形成的区域称之为"十二皮部"。《灵枢·脉度》明确为："经脉为里，支而横者为络，络之别者为孙。"其次，人体通过经络系统实现与维持以脏腑为中心联络表里内外、传输感应的调控。《灵枢·海论》指出："夫十二经脉者，内属于脏腑，外络于肢节。"换言之，经络是实现人体内在小宇宙整体观的联络基础。

至今，虽然全世界还在对经络的实质进行探索，但几千年来，通过经络循行路线、穴位感应传导，借助砭石、艾灸、针刺、火罐、贴敷、导引、按摩等手段，利用经络进行诊断、调理、治疗等在全世界得到了推广运用，是既有理论又有实实在在操作技术与疗效的中华医药特色。

一、经络文化起源

经络，是脏腑联络人体的网络系统；穴位，是经络上分布的生物应答敏感点；针刺中的"针"是对经络网络系统施加操作的工具，"刺"是对经络网络系统施加刺激的操作技术。

（一）砭石与九针

传有"伏羲制九针"之说，孙思邈在《备急千金要方·序》中说："黄帝受命，创制九针"。"伏羲""神农""黄帝"等都是中华民族的上古大梦先觉者，他们承载着医药学起源的主导力量。《灵枢·官针》中对"九针"的描述为："九针之宜，各有所为，长短大小，各有所施也，不得其用，病弗能移。"《黄帝内经》中的"九针"有镵针、员针、鍉针、锋针、铍针、员利针、毫针、长针和大针等九种，位于河北满城的西汉中山靖王刘胜墓出土 4 枚金针、5 枚银针，与《黄帝内经》所记载的"九针"数目一致。

《素问·异法方宜论》谓："东方之域，天地之所始生也，鱼盐之地，海滨傍水。其民食鱼而嗜咸，皆安其处，美其食。鱼者使人热中，盐者胜血，故其民皆黑色疏理，其病皆为痈疡，其治宜砭石。故砭石者，亦从东方来。"王冰对砭石的注释为："砭石如玉，可以为针，盖古者以石为针，季世以针代石，今人又以瓷针刺病，亦砭之遗意也。"可见九针最早的雏形是砭石，显而易见"九针"起源于上古石器时代用于治病的工具。随着生产力水平发展，"以石为针"转为"以针代石"；随着陶瓷技术发展，出现了"瓷针"。

《山海经》有"医源于砭"的记载。《说文解字》注释："砭，以石刺病也。"《素问·异法方宜论》对东方海滨之域"其病皆为痈疡，其治宜砭石"的描述应该是利用"镵石"切割皮肤、"针石"刺穿皮肤以排出皮下聚集的脓肿的真实记载。广西壮族自治区南宁市武鸣区马头镇出土的商周时期的武鸣青铜针，形状与早期砭石很相似，甚至还保留着砭石的原始外形；在内蒙古鄂尔多斯市达拉特旗树林召镇出土的比武鸣晚了近1000年的战国晚期青铜砭针，功能上仍然保留了砭石一端带刃、一端是针的特征，但在外形上更加接近"针"。由此可见，"九针"从石器时代的砭石发展而来，保留笨重的砭石用于切开、引流与穿刺的功能，随着金属冶炼技术的发展走向轻巧的"微针"，功能上更具今天"针刺"的专一性特征。

针具的发展与科技的发展息息相关。经历砭石（石针）、草木刺、竹针、骨针、陶针、青铜针、铁针、银针、合金针等各个历史阶段，再到精密针灸仪器，伴随着生产力水平的提高，针具的形制已越来越与现代医学接轨，针灸操作也走向无痛化、无菌化。

（二）经络与腧穴

针刺的实施部位，是经络上的穴位。穴位，是指肌肉腠理和骨节交会的特定的孔隙。这些特定孔隙是人体脏腑经络之气转输或输注于体表的特定部位，又称腧穴，分为经穴、经外奇穴、阿是穴、耳穴四类。由此可见，人体经络系统承载着腧穴，从脏腑发出，通过四通八达的网络系统将人体脏腑经络之气转输或输注于其路线上的腧穴供养全身，完成物质传递作用。

腧穴，成为人体脏腑经络之气汇聚之处，在腧穴处实施针灸技术可以达到调整人体脏腑气血功能的作用，完成身体调理与治疗。《灵枢·经脉》强调："经脉者，所以能决生死，处百病，调虚实，不可不通。"经络畅通是全身气血供应畅通的关键，重点在"通"。

二、经络穴位探究

有关于经络穴位的发现，究竟是先有穴位、还是先有经络，现在不得而知。但几千年的经络腧穴理论、经络典籍文献、经络模型研究、经络技术与工具的临证实践一直延续着经络腧穴理论的研究与运用，形成全世界医疗体系中"人无我有"、独具特色的医疗理论与技术。

（一）经络腧穴发现

砭石的发明使上古先圣偶然发现了人体上的敏感反应点，后世《黄帝内经》称之为"气穴所发，各有处名"。通过不断的"揉""按""捶""打""点""压"等动作行为，减轻了身体的疾苦，更加验证了敏感反应点与"气穴"的存在，这启发了早期穴位概念的形成。在敏感反应点的基础上，经过长期的摸索和研究，人们进一步发现敏感反应点的有序连线，促使形成了经络概念。或许是通过"致虚极，守静笃""专气致柔"的修炼，可以达到李时珍《奇经八脉考》中提到的"内景隧道，惟返观者能照察之"的"内景返观"，通过这一独特认识方法先发现经络，再发现敏感反应点的"气穴"。经络的发现过程至今没有定论。

经络的实质，也在探索之中。现代人从针感传导的观察、腧穴疗效的总结、体表病理现象的推理、解剖与生理知识的启发等方面证实了经络穴位的真实存在，有由生物能源——三磷酸腺苷释放出来的植物神经纤维上动作电位的传导学说，有网状管道结构学说，有神经系统和内分泌系统协作学说，也有大脑皮质中的循行性立体反射系统学说等。然而，可以肯定的是，西方物质与精神彼此独立的"二元论"思维，即以实实在在物质存在形式证实经络存在的方法，难以解释在东方物质和能量是一体两面的"一元论"思维认识下的经气存在于有生命人体的经络实质。

经络与穴位的发现，是古代先圣不断探索与研究，由"术"到"理"的结果，是一种从不自觉逐渐走向自觉的过程。

（二）经络形态探究

经络图与模型自古有之，形象、生动、直观地呈现着经络系统的理论研究成果，从经络图与模型出现的大体年代，可以探究其发展的历史轨迹。

1. 汉朝木漆人

考古发现，四川绵阳双包山汉墓出土的经脉木雕立人（图 3-3）和四川成都老官山汉墓出土的经穴髹漆人（图 3-4），均为西汉时期木雕漆人，老官山汉墓的墓葬年代推测在汉景帝、汉武帝时期，略晚于双包山汉墓。经脉木雕立人遍布于全身的经脉循行路径在黑漆衬托下格外清晰，是迄今为止世界上发现最早的标有经脉流注的木质人体立体模型，但双包山经脉木雕立人仅有经络路线而未标注穴位（图 3-3）；经穴髹漆人不仅有数十条纵横交错的经络线条，更有 117 个清晰可见的穴位点和多处阴刻的"心""肺""肾""盆"等文字（图 3-4）。当属随着时间的推移和医学的进步，医者对人体经穴的认识更加充分的结果。

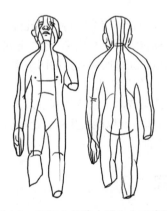

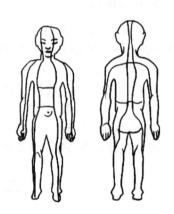

图 3-3　双包山经脉木雕立人示意图　　　　图 3-4　老官山经穴髹漆人示意图

四川绵阳双包山汉墓出土的黑漆经脉木雕立人和四川成都老官山汉墓出土的经穴髹漆人是立体模型，模型制作必须具有绘制人体经脉平面图像的基础，即先画图后塑形。而绘制人体经脉平面图像则必须具备相关理论研究水平。因此，结合西汉汉文帝十二年（公元前 168 年）下葬的马王堆汉墓出土的现存最早经络专著《足臂十一脉灸经》《阴阳十一脉灸经》与中山靖王刘胜墓出土的针具，可见在秦汉时期，尤其是"文景之治"与汉武帝时期，经络学说得到了蓬勃的发展和广泛的官方与社会认可，与此期医药学发展水平呈现高度一致性。

此期有约成书于西汉末至东汉延平年间（约公元前 106 年～公元 106 年）的《黄帝明堂经》，堪称我国第一部腧穴学专著。古代留存的腧穴图、孔穴图，现均称"明堂图"，而严格意义上的"明堂图"是根据《黄帝明堂经》及其注本、重编本所绘制的针灸腧穴图。

2. 汉唐《明堂人形图》

西汉后期《黄帝内经·灵枢》《黄帝明堂经》与晋代皇甫谧《针灸甲乙经》的问世，促进了经络学说的发展。

经络循行路线的呈现与经络穴位定位需要形象化。《旧唐书·甄权传》与《新唐书·艺文志》著录了甄权《明堂人形图》，书名明确了此书为图文兼备的经络图。孙思邈在《千金翼方·取孔穴法》中记载了甄权于"武德中……属随徵士甄权以新撰《明堂》示余"与"正观中……奉敕修《明堂》"，即是指唐武德年间（公元 618 年～626 年）甄权著《明堂人形图》与贞观年间（公元 627 年～649 年）政府组织仍以甄权指导重修《明堂人形图》的两次经历。

甄权与孙思邈同处"贞观之治"盛世，一方面，文化繁荣，政府重视，着力促进医药学发展，另一方面，孙思邈坚信"孔穴难谙，非图莫可"。因此，孙思邈在《千金翼方》中说："今所述针灸孔穴，一依甄公《明堂图》为定，学者可细详之。"绘制了经穴正面（正人）、侧面（侧人）、背面（伏人）三幅图。十二经脉用五色绘制，奇经八脉用绿色绘制，色彩鲜艳，经络分明，穴位清晰，直观形象，使人一目了然，极易掌握。孙思邈针灸三人彩图的绘制对经络学说的发展起到了极大的推动作用。

3. 宋朝天圣针灸铜人

北宋时期，经络腧穴普及，其标准化问题纳入议程。宋仁宗时期（公元 1023 年～1063 年），"古经训诂至精，学者封执多失，传心岂如会目，著辞不若案形，复令创铸铜人为式"。曾任医官院尚药奉御的著名针灸学家王惟一，奉旨率工匠于天圣五年（公元 1027 年）以精铜铸成两具人体模型，称天圣针灸铜人。一具置于医官院，一具置于大相国寺仁济殿。配合针灸铜人还绘制了新的针灸经穴的国家标准——《新铸铜人腧穴针灸图经》，二者是不可分割的一个整体，只有按照针灸图经上的穴位说明，才能"读懂"针灸铜人。

铜人为一身高 1.73 米左右青年男子，同真人大小，精美绝伦。全身不仅有经络走向，经络上凿有代表穴位的 354 个小孔，所有穴位都标有名称，即"错金书穴名于旁"。穴位小孔内注入水银，即"中实以汞"。教学时，铜人全身以蜡涂抹，考核时要求学生针入孔穴，针插准确则"针入而汞出"，针插不入，则表示查找穴位不准。铜人实用性极强，开创了腧穴考试进行实际操作的先河。更为奇特的是，铜人的身体为前后两部分合成，其中有栩栩如生的木雕五脏六腑和骨骼，为人体解剖教学奠定基础，堪称全世界第一个教具。以后历朝历代都在此铜人的基础上仿制，但没有任何一个铜人能够超越天圣针灸铜人。至元朝，铜人因"岁久阙坏"，亟待修缮。元世祖忽必烈诏命尼泊尔匠人阿尼哥历经四年完成修复。至此，经络腧穴图像与模型在历史上达到了巅峰状态。天圣针灸铜人使用至明朝，因其字迹模糊，明朝政府仿制重铸明正统铜人，是现存最早的针灸铜人，见图 3-5。

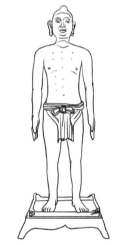

图 3-5 明仿宋针灸铜人

《新铸铜人腧穴针灸图经》被刻于石碑之上，放置在开封府大相国寺，见图 3-6。同时，在大相国寺内建成针灸图石壁堂，公元 1042 年改称仁济殿。这是世界上第一个国家级经络腧穴文字标准，昭示着经络腧穴标准化进程，是一部划时代的针灸学巨著。铜人、图经、石碑三者，虽形式各不相同，但内容一致。《新铸铜人腧穴针灸图经》得石碑而保存、铜人让经穴教学形象化与直观化，为经络腧穴学的发展做出了不可磨灭的贡献。

（三）经络典籍探究

从黄帝制九针到金针、银针出现，从《明堂人形图》到天圣针灸铜人，不仅是针灸器具的发展，还有相关理论的探索与社会背景的影响。

1. 马王堆典籍

长沙马王堆汉墓出土的《足臂十一脉灸经》《阴阳十一脉灸经》，是现存最早的经络腧穴典籍。《五十二病方》虽记载有"导引图"与灸、砭、熨、薰等多种外治法，彰显着经络理论的广泛运用，

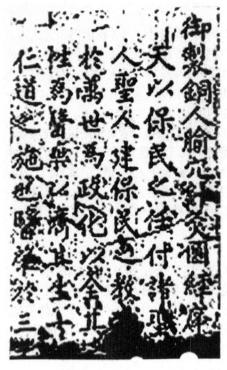

图 3-6　宋朝开封府大相国寺石碑上《新铸铜人腧穴针灸图经》示意图

但与流传至今的十二经脉相比，一是没有与脏腑相联系、也没有表里络属关系，二是手三阴经只呈现出两条，而非三条。《足臂十一脉灸经》《阴阳十一脉灸经》应该是先秦经络理论的总结，与四川绵阳双包山汉墓出土的经脉木雕立人和四川成都老官山汉墓出土的经穴髹漆人相比，其经络理论还不够成熟。

2.《灵枢经》

《黄帝内经·灵枢》，简称《灵枢经》或《灵枢》。其中大量篇幅专门论述针灸学理论和临床治疗，故又称《针经》《九针》，标志着针灸学理论体系的基本形成。它第一次成功总结上古以来的经络理论，建立了脏腑经络学说。经络按五脏六腑与代君受邪的心包络形成十二正经系统，十二正经皆由脏腑直接发出，通达体表与五体、五官九窍，并且脏腑之间通过经络构成表里络属关系，如此形成以脏腑为中心、由经络联系的有机整体。

随着岁月流逝，《灵枢》遗失。至宋哲宗元祐八年（公元 1093 年），高丽献医书，包括九卷《黄帝针经》,《宋史·卷一十七·哲宗本纪》记载："元祐八年正月庚子，诏颁高丽所献《黄帝针经》于天下。"南宋史崧将其改编为二十四卷本，成为了现存最早和唯一一行世的《灵枢》版本。《灵枢》是中医经络学、针灸学及其临床的理论渊源与典籍之作，该书第一次对经络腧穴进行了系统整理，具有划时代意义。

3.《针灸甲乙经》

《针灸甲乙经》，原名《黄帝三部针灸甲乙经》，简称《甲乙经》。晋·皇甫谧撰于公元 259 年左右。本书是将《素问》《针经》（即《灵枢》古名）和《明堂孔穴针灸治要》三书分类合编而成。因此，它较《黄帝内经》的理论体系更为丰富。是我国现存最早、内容较完整的一部针灸专著。从文献学角度而言，它对《素问》《灵枢》在流传过程中所产生的错误起到了校正作用，在经络腧穴的发展上起了很大的促进作用。唐太医署曾采用其为法定教科书。后世宋、金、元、明、清等朝重要的针灸学理论基本上都是在此基础上发展起来的。

4.《针灸大成》

明·杨继洲所著《针灸大成》的内容极其丰富，凡明朝以前的重要针灸论著，都被直接或间接、一部分或大部分予以引用。《针灸大成》转录和引证了从春秋战国到明末的针法文献，在基本理论、歌赋、经络、腧穴、针法、灸法、临床治疗各方面，收集的资料都超过了以前的针灸著作。其反复论证并强调"针灸药不可缺一"。《针灸大成》是对明朝以前针灸学术发展的总结，在继承和发展针灸学术、推广针灸应用、开展针灸教育等方面都起到了极其重要的作用。

（四）经络社会背景

砭石是中华先民在新石器阶段的感悟与创造，砭石到针的过渡则源自生产力水平的提高。

1. 砭石到金属针

砭石是上古先民的器具，主要用于刺切肌肤脓疡、切开引流与穿刺引流等简单操作。《素问·病能论》："夫痈气之息者，宜以针开除去之。夫气盛血聚者，宜石而泻之，此所谓同病异治也。"进一步证实气血壅堵的情况下，或用针"开除"或用石"排泻"的同病异治方法。从针具的变化来看，广西武鸣出土的针具似乎更接近于砭石针，可以看见些许原始砭石"切开"与"穿刺"的痕迹，见

图 3-7。但晚于广西武鸣针的战国时期内蒙古青铜针，从形态上更接近现代"针"的样子。

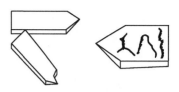

图 3-7　广西武鸣针（左）与古代砭石针（右）

中国从春秋时期开始冶铸铁器，到东汉时期最终取代了青铜器。金属针具可以刺入肌肤之内，起到了"通经脉，调血气"的作用，进而调整改善内部脏腑的生理功能。《灵枢经》"九针"是由金属打制而成，和粗陋笨重的石质针具相比，自然小巧了许多，故谓之"微针"。

砭石到针的过渡、金属针具的出现，对于当时的医学具有划时代意义。这昭示着针具使用从单纯的切开引流、穿刺引流开始向复杂的内脏调治转变。韩非子《扁鹊见蔡桓公》曰："疾在腠理，汤熨之所及也；在肌肤，针石之所及也；在肠胃，火齐之所及也；在骨髓，司命之所属，无奈何也。"明确了针石、火齐等各种治法的所及之处，记载了当时针石的使用情况。而《扁鹊传》记载救治虢太子"使弟子子阳砺针砥石，以取外三阳五会""使子豹为五分之熨，以八减之齐和煮之，以更熨两胁下""更适阴阳，但服汤二旬而复故"。可见针药并用在周朝的使用情景。同时，明确针灸技术已经在内脏调理领域屡建奇功。与砭石相比，轻巧的"微针"通过点位刺激促使点位相连的经络研究，以及老官山出土的扁鹊学派的"经穴髹漆人"，全都是当时社会运用经络理论治病的体现。金属针具的发明不但是医学史上一座里程碑，而且是当时医疗技术方面的巨大进步。

2. 两汉魏晋的明堂

马王堆汉墓出土公元前 168 年（西汉汉文帝十二年）的经络典籍《足臂十一脉灸经》《阴阳十一脉灸经》；绵阳双包山汉墓和成都老官山汉墓出土木漆人；河北满城刘胜汉墓出土了"九针"。以上充分展示了西汉前期经络腧穴的社会普及度与社会高层对其的关注度。至西汉中期董仲舒提出"天人三策"之后，《黄帝内经》问世，《灵枢经》做出了第一次经络腧穴总结。东汉时期，张仲景针药并用、华佗创"夹脊穴"反映了当时社会对经络理论的传承与践行。《黄帝明堂经》与晋代皇甫谧《针灸甲乙经》经络腧穴专著的出现，成为经络腧穴发展史上的必然。

3. 唐宋盛世针灸繁荣

大唐盛世，太医署是全世界最早的医学教育机构，内设针灸专业，有"针博士一人，针助教一人，针师十人，针工二十人，针生二十人"，是国家针灸教育体系成立的开端。甄权奉旨撰写与修订《明堂人形图》、孙思邈绘制《明堂三人图》，为针灸学的规范教育奠定了基础。北宋仁宗天圣五年（公元 1027 年）医官王惟一领旨铸就"天圣针灸铜人"。其后据《宋史·卷一十七·哲宗本纪》记载："八年正月庚子（1093 年 1 月 23 日），诏颁高丽所献《黄帝针经》于天下。"《灵枢经》失而复得，是唐宋期间官方与民间的共同修为，也是医药学有所为的基础。

4. 元明传承飞跃

到了元朝，针灸已经成为中医十三科之一。据《元史·阿尼哥传》记载，因"宋天圣针灸铜人"历经 200 多年而"岁久阙坏"，急需修缮。公元 1260 年，元世祖忽必烈广召天下能工巧匠，最终诏命尼泊尔工匠阿尼哥完成"宋天圣针灸铜人"的修缮，这是元朝对针灸铜人的传承；至明朝，由于字迹模糊，朝廷将"宋天圣针灸铜人"熔炼重新仿制再造"明正统铜人"，明英宗还专为《铜人腧穴针灸图经》作序。据《太医院针灸铜像沿革考略》记载，放置于太医院的"明正统铜人"头部被毁伤，直到清初顺治年间（公元 1644 年～1661 年）才重新修好。

明朝杨继洲《针灸大成》是继《灵枢经》《针灸甲乙经》之后的第三次飞跃。明朝以《保婴神术》（按摩经）等小儿推拿专著的问世为标志形成了小儿推拿的治疗体系。政府的重视让明朝针灸学起到了承前启后的历史作用，无论是在继承还是在创新方面都作出了重要贡献，也是中华传统文化的重要组成部分。

5. 清末针刺受阻

清朝初年，沿明制，针灸仍为官方中医教育之一科。政府还多次翻刻《针灸大成》。因此，清朝前中期的针灸依然呈现一片繁荣景象，出现了诸多针灸书籍，如李学川《针灸逢源》和李守先《针灸易学》。到了清朝后期道光二年（公元 1822 年），道光皇帝以"针刺火灸，究非奉君之所宜"为由禁止太医院用针灸治病，使得中医针灸学的发展受到了打击与摧残。禁锢针灸迫使医生重视汤药而忽视针灸，几千年经络腧穴发展受到阻滞。

6. 近现代针灸热

抗战胜利前夕，西医外科专家、延安白求恩国际和平医院院长鲁之俊，响应毛泽东关于"要团结中医，发挥中医作用"的精神，虚心向中医针灸大家任作田学习，并在白求恩医院开展针灸临床。1945 年 6 月在《解放日报》上发表《针灸治疗的初步研究》文章，成为西学中典范。他编写《针灸讲义》，邓小平也为此书题词"把我们国家许许多多的科学遗产加以批判地接收和整理是一项非常重要的工作"。1947 年，刘邓大军挺进大别山，《针灸讲义》是每一个卫生员背包中的必备之物，由此提高了部队的战斗力。在 1950 年全国卫生工作会议上，朱德总司令号召要团结中西医，向鲁之俊学习。中华人民共和国成立初期，鲁之俊担任西南军区卫生部副部长兼重庆市军管会卫生部部长。1950 年西南卫生部工人医院率先开设针灸科。1955 年，中华人民共和国卫生部中医研究院筹建之际，鲁之俊主动请缨进京任职，担任第一任院长兼党委书记。其非凡意义在于，中医经历了 1912 年北洋政府"教育系统漏列中医案"，到 1929 年国民政府通过"废止旧医"提案面临存废之争，再到 1937 年抗日战争全面爆发，争议暂时被搁置，但反对中医药思潮并未停止，中医药事业元气大伤。鲁之俊对针灸事业的贡献开启了人民军队及边区百姓对中医新的认识，获陕甘宁边区政府特等模范奖，对后世中国及全球的针灸研究及临床实践起到了重大的历史作用。1987 年，由 40 多个国家和地区的 70 多个团体会员组成的世界针灸学会联合会在北京成立，鲁之俊被全体执委一致推选为终身名誉主席。

1972 年，美国时任总统尼克松访华，随行记者詹姆斯·赖斯顿（James Reston）患阑尾炎，在北京协和医院做阑尾切除术，应用针灸疗法消除术后疼痛，取得成功。其回国后在《纽约时报》撰写相关报道，以醒目标题刊于头版，在美引起全社会轰动效应，从而促使国立卫生研究院（NIH）注意到中国的针灸疗法。由此近现代中医药走向世界，即是以"针灸热"为开端。

2017 年 1 月 18 日国家主席习近平向世界卫生组织赠送针灸铜人雕塑，此举寓意着把中华文明的智慧送给全球。经络理论、针刺治疗是中医药学的奇葩，虽经风霜雪雨，却历久弥新。

第三节　本草文化

本草，是中药的代称。"药"，《说文解字》解释为"治病草"。由于中药材以植物来源为主，也有少量动物与矿物来源，故以"本草"来代表中药。

植物药在全世界运用广泛，而中华本草与其他医学使用植物药的区别主要在于以下几点：一是以四气五味、升降浮沉、有毒无毒、归经等药性理论指导药物使用，而其他医学以成分指导药物使用；二是本草药物源自大自然，可以同时作为药物与食物，成就"药食同源"特色；三是本草常被作为大锅汤应急使用，在大灾、疫情等紧急状况下，中药大锅汤剂型药物加减灵活、针对性强、形式简单易行、受众面大，有节约卫生资源、周期短、见效快的特点。

一、本草文化溯源

本草，可以追溯到没有文字记载的神农尝百草传说的新石器时代。现存最早的中药专著是东汉《神农本草经》，奠定了本草理论的发展基础。后世历代先圣在本草理论提升与实践方面不懈努力，最终形成延绵两千多年的中华本草学科。从盛唐时期世界第一部药典《新修本草》的问世，到北宋年间在位帝王对本草文献整理的极大关注、成药典《和剂局方》与熟药所的问世，标志着本草学在本草药物数量上不断增加，并逐渐走向标准化的发展道路。

（一）先秦时期

在甲骨文中，可以找到殷商时期疫情流行下人们对环境熏烟和"艾"的记载。河北省石家庄藁城区遗址出土的桃仁、郁李仁等是距今 3400 多年的殷商时代的本草实物。《诗经》是中国古代诗歌的开端，收集了西周初年至春秋中叶（公元前 11 世纪至公元前 6 世纪）的诗歌。《诗经·小雅》"呦呦鹿鸣，食野之苹"。苹，是藾（lài）蒿，即"艾蒿"。三国时吴人陆玑《毛诗草木鸟兽虫鱼疏》描述为："藾蒿，叶青色，茎似箸而轻脆，始生香，可生食。"文字、实物、传说等均记载着本草实践，述说着几千年的本草传奇。《山海经》可视为非专业的中医药古籍，在记载上古历史、山川、地貌、物产、神话和风俗传统的同时，意外保留了许多上古时期的中医药信息，包括本草类药物 126 种。西周时期《周礼》载述"医师掌医之政令，聚毒药以共医事"。以上都说明先秦时期本草使用已经相当普及。

（二）秦汉时期

秦始皇时期，《史记》所记载的大规模下海寻仙之举，印证着皇帝梦想长生搜求药材、寻求仙药及炼丹的风气已经盛行；汉初，开创"文景之治"使西汉王朝步入强盛安定的汉文帝刘恒，为母亲"亲尝汤药"，被视为《二十四孝》中第二孝的主角，有诗颂曰："仁孝闻天下，巍巍冠百王；母后三载病，汤药必先尝。"本草成为国之君主如此关注的对象，必定会促进本草药物的发展。马王堆汉墓的墓主人下葬于汉文帝十二年（公元前 168 年），其中出土的《五十二病方》载药达 247 种，有草、谷、菜、木、果等植物药，也有兽、禽、鱼、虫等动物药，还有雄黄、水银等矿物药，印证着中药以本草为主包含部分动物与矿物的事实。书中很多药物的功效和适应证都与后世医药文献和临床实践相吻合。该书还记载了药物的采集与收藏方法等内容，反映了上古至西汉以前的药物学发展情况。

汉武帝时期全民慕仙，在出土的汉朝画像石上仍然可见 2000 多年前仙童采药的图像，描画着西汉时期本草药物的蓬勃发展景象。东汉《神农本草经》的问世开启了本草学典籍研究的典范，其后历朝历代的本草典籍都是在此基础上的延续与发展。

本草的四气五味、升降浮沉、有毒无毒等药性理论在《黄帝内经》与《神农本草经》中已经初步形成，借助历代社会的哲学思维和可行条件进行理论升华，促成了本草理论走向成熟，进而指导实践。

（三）秦汉以降

《神农本草经》载药 365 味，开启了本草学科的千年里程。晋代医家陶弘景在此基础上著《本草经集注》七卷，载药 730 味，并首创以玉石、草木、虫兽、果、菜、米食、有名未用分类，成为我国本草学发展史上的里程碑。

南朝宋时期的雷敩撰最早的中药炮制学专著——《雷公炮炙论》，载药物 300 味，每药先述药材性状，后述与易混品种的区别要点，别其真伪优劣，是本草鉴定学与制药学的专著。

唐政府诏李勣、苏敬等 23 人著《新修本草》，载药 844 味，是世界上最早由政府颁布的国家药典。

宋太祖赵匡胤开国伊始就诏令以《新修本草》为基础，参照《本草拾遗》和《蜀本草》两次修订本草，最终成就北宋的第一部官修药典——《开宝本草》。八十年之后，宋仁宗嘉祐年间（公元 1056 年～1063 年），诏令在《开宝本草》基础上拾遗补阙，并仿《新修本草图经》编绘《图经本草》。为编绘《图经本草》敕令全国各郡县进献药物标本，举凡药物根、茎、苗、叶、花、实之形色大小，并虫、鸟、兽、玉石等堪入药者，逐件画图，且一一注明开花、结实、收采时间，以及功效等，成为皇帝亲力亲为的工程，可见其重视程度。《嘉祐本草》与《图经本草》两书相辅相成，互为补充，把宋朝本草研究推向新高。此后，唐慎微在掌禹锡《嘉祐本草》和苏颂《本草图经》基础上，收集民间验方、各家医药名著以及经史传记、佛书道藏中有关本草学的记载进行三次大的修定整理编著，系统总结了宋以前的本草学成就，并且有效保存了《开宝本草》《嘉祐本草》，以及研究中药和五代药学史的重要文献《日华子本草》的内容，编撰《重修政和经史证类备用本草》，简称《证类本草》，载药1744味。宋神宗（公元1048年～1085年）诏各地高手进献验方、经太医局验证，著《太平惠民和剂局方》，简称《和剂局方》，载方788首，许多名方，如至宝丹、牛黄清心丸、苏合香丸、藿香正气散、妇科逍遥散、失笑散、胶艾汤等至今仍在使用。1076年，北宋都城东京（开封）出现了世界上的第一个国家官办药店——熟药所，即官药局。从药材的收购、检验、管理到中成药的制作，均有专人负责。为防止假药冒充官药出售，官府都会在官药上加盖官印，并有相关的管理条例加以制约。因而药品（丸、散、膏、丹）质量非常好。由于中成药服用方便又易于保存，立即受到东京医者和病人的欢迎，其产生的医政制度对于医药卫生行业有着积极的推动作用。

在明朝李时珍《本草纲目》问世之前500余年，《证类本草》一直是本草学研究的范本。《清明上河图》中至少绘有"赵太丞家""刘家药店""杨家诊所"三处药店彰显着北宋医药辉煌与北宋诸帝对本草事业的关注，不仅大大推动了本草学的发展，而且推动了本草标准化的发展。

明朝李时珍《本草纲目》是历时近30年才编撰完成的药学巨著，集16世纪之前药学成就之大成。载物1892种，收集药方11096个，绘制1160幅精美的插图，约190万字，分为16部、60类。这种分类方法已经过渡到按自然演化的系统来进行，开16世纪分类学先河。同时，《本草纲目》是一部具有世界性影响的博物学著作，有韩、日、英、法、德等多种文字的全译本或节译本，被誉为"东方药学巨典"。2011年5月23日，在英国曼彻斯特召开的联合国教科文组织世界记忆工程国际咨询委员会（IAC）第十次会议上，《本草纲目》和《黄帝内经》成功入选《世界记忆名录》，寓意着国际社会对中医药文化价值的广泛认同。

清朝赵学敏著《本草纲目拾遗》对《本草纲目》作了补充，载药921种，其中《本草纲目》未载者716种，成为清代最重要的本草著作。

1999年，由国家中医药管理局主持编纂的《中华本草》出版，收载药物8980味，插图8534幅。全书共34卷，前30卷记载中药，后4卷分别记载藏药（396种）、蒙药（421种）、维药（423种）、傣药（400种），成为迄今为止所收药物种类最多的综合性本草著作，传承了中华民族两千多年来的传统药学成就，集中反映了当代中国本草最高和最新水平。

值得一提的是，从《神农本草》到《中华本草》，不仅稳定传承了中药相关理论，同时在表述方式上也具有延续性与稳定性，如序言、总论、药物分类、性味与功效、炮制加工、临证配伍等。这些传承对本草学的发展影响深远，使本草学在其核心理论稳定的基础上，内涵不断深化，外延渐次创新，日趋丰富与完善，形成代代相传、穿越时空、延续两千多年的中华本草学术。

二、本草药性理论

中药药性，是指中药所具有的与治疗作用有关的性能。疾病有阴阳，本草药物有寒热温凉；疾病分部位，本草药物有归经；疾病有升降趋势，本草药物有升降浮沉；身体有耐受力，本草药物有毒性大小。中药药性可概括为四气五味、升降浮沉、药物归经、药物毒性等。

（一）临证用药核心——四气五味

《神农本草经》序云："药有酸咸甘苦辛五味，又有寒热温凉四气。"四气五味，是中药在临证使用中的依据。人体生理"阴平阳秘"，疾病产生在于"阴阳失调"。因此，药食纠偏、调整阴阳自然都必须先将药食分辨阴阳，才能实现以偏纠偏，达到调整阴阳目的。所以，四气就是对药食阴阳的分类，《黄帝内经》曰："寒者热之，热者寒之。"与《神农本草经》"疗寒以热药，疗热以寒药"观点一致。以药物的偏性来解释药物作用的基本原理，是对药物作用的高度概括。四气与五味的概念界定与核心内涵几千年始终保持稳定，成为本草临证使用最基本的指导思想。

药食之"气"，源于"气"无形而升散的性质，故为阳。《黄帝内经》指"阳为气"。药食之"味"，是由于"味"有质而沉降，故为阴。《黄帝内经》指"阴为味"。药性分四气，无非温热属阳、寒凉属阴两大类，偶有寒温偏向不明显者，称之为"平"。温与热、寒与凉仅仅是程度上的区别，但却是纠正人体阴阳偏颇的关键。

药食之"味"，有酸（涩）、苦、甘、辛、咸、淡等，《尚书·洪范》谓："酸味属木、苦味属火、甘味属土、辛味属金、咸味属水。"《素问·脏气法时论》指出："辛散、酸收、甘缓、苦坚、咸软。"这是对五味属性和作用的最早概括。药味又可再分味之阴阳，《素问·至真要大论》指出："辛甘发散为阳，酸苦涌泄为阴，咸味涌泄为阴，淡味渗泄为阳。六者或收或散，或缓或急，或燥或润，或软或坚，以所利而行之，调其气使其平也。"《素问·阴阳应象大论》强调，即便是辛散属阳，也有力道不同——"气厚者为阳，薄为阳之阴""气薄则发泄，厚则发热"。即便是酸苦属阴，也有程度差别——"味厚者为阴，薄为阴之阳""味厚则泄，薄则通"。各种味道有专攻，酸生津、苦泻下、甘和中、辛发散、咸软坚、淡渗利、涩收敛视为本草药物之功力，而针对每种药食先分阴阳，结合五味，气味并用发挥功能。清朝医家徐洄溪总结说："凡药之用，或取其气，或取其味……或取其所生之时，或取其所成之地，各以其所偏胜而即资之疗疾，故能补偏救弊，调和脏腑，深求其理，可自得之。"强调凡药之用"各以其所偏胜而即资之疗疾"，并且进一步对药物的各种偏性作了探求。

（二）药材选用部位——升降浮沉

植物类药材的根、茎、叶、花、果实各器官的生长成熟有明显的季节性。同株植物入药的部位不同、颜色不同、采收季节不同，其功效、主治、作用趋势也不一样。以桑树为例，桑叶，作为叶片而质轻、味清、性寒，具备向上升浮、向外透发之力，故有疏散风热、清肺润燥、清肝明目的功效；桑枝，作为枝条而鲜嫩柔韧，具备伸展、调畅、通达以及抗水、抗旱之力，故有祛风湿、利关节、行水气的功效；桑椹，作为果实质重而浆汁饱满，具备向下沉降、补肾之力，有补血滋阴、生津止渴的功效。《本草新编》有"紫者为第一、红者次之、青则不可用"的记载。本草药物具有升降浮沉的性能，一是升降之间可以调整脏腑气机的紊乱，恢复正常的生理功能，二是出入之间因势利导，祛邪外出，从而达到治愈疾病的目的。

升降浮沉是指药物作用趋势。一般而言花叶类具备"诸花皆升"之势，《医学南针》描述为："诸花居茎梢之上，翩翩欲舞，其气之轻扬也可知。居至高之位，禀轻扬之气，故多能散头目之邪。"果实类具备"诸子皆降"之势，《成方切用》提到"根梢之升降……各有所宜，故云无越其制度也。"根茎类具备沉降之势。药物取材部位不同，通常功效也不同。以紫苏为例，《本草备要》云："叶发汗散寒，梗顺气安胎，子降气开郁。"《本草备要》总结："凡药轻虚者浮而升，重实者沉而降。"《本草问答》指出："同一辛味，而有根枝子叶之不同，总视其轻重升降之性，以别其治也。"

仔细分析药物升浮与沉降对应脏气升降的关系，就可知道人的生命以元气形式存在，气最基本的活动形式就是升降出入。《素问·六微旨大论》指出："出入废则神机化灭，升降息则气立孤危。故非出入，则无以生长壮老已；非升降，则无以生长化收藏。是以升降出入，无器不有。"人体五脏功能都是以升降出入形式表达，类似脾气升清、胃气降浊、肺气肃降、肝气舒展、肾气蒸腾、心肾相交等。疾病状态可以带来气的反顺为逆，比如肺气上逆则咳喘，胃气上逆则呃逆、呕吐，胆气上逆则口苦，肝气上逆则眩晕，脾气下陷则飧泄、脱陷等，气的升降出入失调有赖于药食的升降浮沉作用对应性调养。药食的升降浮沉作用趋势最朴实地对应着"无器不有"的人体五脏六腑气机之升降出入。

本草药物的升降浮沉并非一成不变。炮制与配伍都可以影响其本身的升降浮沉特性：酒制则升，姜炒则散，醋炒收敛，盐炒下行。通过配伍，药物的升降浮沉特性也可发生转化。一般而言，升浮药在大队沉降药中能随之下降；反之，沉降药在大队升浮药中能随之上升。由此可见，药物的升降浮沉可受多种因素的影响，在一定的条件下甚至可以相互转化。因此，医者只有在临证时多方面分析，才能合理地使用本章。

（三）药效作用部位——药物归经

归经之"归"是作用的归属，归经之"经"是脏腑经络的概称。归经，就是本草药物对于身体某部分针对性的选择作用与归属现象，是药物作用的选择性。关于本草药物归经的实质，《成方切用》明确指出："经脉在肉理之中，药之糟粕，如何得到，其所到者，不过气味尔。"掌握归经，有助于提高用药的准确性、合理性，即所谓"归经不明，无的放矢，即难获得确效"。

本草药物理论体系始终处于动态演进的过程中。每一次理论创新，都是由临证实践积累到一定程度或临证新需求推动而产生。《黄帝内经》与《神农本草经》时期，药物理论主要源自本草药物气与味本身特性的四气五味运用推演。归经理论源自长期对本草药物临证一般作用趋向性的观察、发现与总结的升华，到了金元时期才融入四气五味理论中。

《素问·宣明五气》载有"五入"的论述："五味所入，酸入肝、辛入肺、苦入心、咸入肾、甘入脾。"《灵枢·九针论》载有"五走"的论述："酸走筋、辛走气、苦走血、咸走骨、甘走肉。"《神农本草经》有"五石脂各随五色补五脏"。把药物作用与脏腑功能结合起来论述，但多数药物功效以主治病症为主。《伤寒论》六经分经用药为归经理论的形成奠定了基础。

随着本草药物临证实践不断深化，唐、宋时期《食疗本草》《本草拾遗》《本草衍义》《苏沈良方》等医药文献以脏腑经络为目标，均部分论述了药物定向定位的归经作用，如"补肺""益脾""安心"之类比比皆是，出现了药物归经理论的雏形。北宋《本草衍义》中论述泽泻在八味肾气丸中的功效时，明确指出"引接桂、附等归就肾经"。至金元时期，张元素《珍珠囊》书中对每味药几乎都有"归经"和"引经"的讨论，成为最早创药物归经学说的典范。张氏的归经理论，得到李东垣、王好古的推崇。王好古所著《汤液本草》论述归经的药物已达 81 种之多。明朝本草就专列"走何经"一项，用以指出药物的归经；《本草纲目》不仅全部继承了以前的归经学说内容，而且对本草药物的"入气分""入血分"论述更详，推动了归经理论的深化。清朝沈金鳌《要药分剂》把历代本草书中论述归经的名称，如"引经""向导""行经""入""走""归"等名词统称为"归经"，正式以五脏六腑之名作为归经的对象，《松厓医径》《务中药性》系统总结了十二经归经药，《本草分经》《得配本草》列出与改订入奇经八脉的药物。温病学派又产生了卫、气、营、血及三焦归经的新概念，表述形式上把"归经"作为专项列于"主治"项后说明药性，从内涵到形式伴随着中医理论体系的不断发展而日臻完善。

历代医家对本草药物功效的观察存在的差异、归经方法不同，以及药物品种混乱，导致本草文献中对某些药物归经的记载不够统一、准确，造成归经混乱的现象。因此，归经学理论有待进一步整理提高，但不能因此而贬低归经的理论意义和实用价值。正如徐灵胎所说："不知经络而用药，其失也泛，必无捷效；执经络而用药，其失也泥，反能致害。"既承认归经理论的科学性，又要看到它的不足之处，这才是辩证地对待归经理论的正确态度。

（四）汉朝前后药毒——药物毒性

历代药物毒性概念不同。西汉以前视"毒药"为一切药物的总称。《周礼·天官冢宰》有"医师掌医之政令，聚毒药以共医事"。毒药，是本草药物之偏性。明朝张景岳《类经》云："药以治病，因毒为能，所谓毒者，以气味之有偏也。盖气味之正者，谷食之属是也，所以养人之正气，气味之偏者，药饵之属是也，所以去人之邪气，其为故也，正以人之为病，病在阴阳偏胜耳……是凡可辟邪安正者，均可称为毒药，故曰毒药攻邪也。"以上论述阐明了毒性就是药物的偏性。只有明确了毒药的广义含义，才能明确"是药就有三分毒"的真实含义。

《黄帝内经》依据毒性强弱论药食毒性，分为大毒、常毒、小毒、无毒四类，指出："大毒治病，十去其六；常毒治病，十去其七；小毒治病，十去其八；无毒治病，十去其九。谷肉果菜，食养尽之，无使过之，伤其正也。"《神农本草经》以药物毒性的大小、有毒无毒作为上品、中品、下品三品分类依据之一。毒性成为药物毒副作用大小的标志。后世本草书籍延续了此理念，在其药物性味下标明"有毒""大毒""小毒"等，大都指药物的毒副作用的大小，也是药物性能的主要标志之一，以确保用药安全。

安全是相对的，药物毒性在程度上一般分为禁止、畏忌、谨慎三类，统称"禁忌"。涉及配伍禁忌、妊娠禁忌、服食禁忌、病情禁忌、制剂禁忌等。随着社会的发展、临床实践的积累，对药物毒性的认识需要有一个不断修正、逐步加深的过程。剂量过大、误服伪品、炮制不当是常见毒副反应产生的原因。临床应用时，既要尊重历史文献记载，更要重视临床实践报道，相互借鉴，全面、深刻、准确地理解掌握中药的毒性，才能保证临床用药的安全有效。

三、本草药食同源

药食同源，是中华民族使用本草药物的特征之一。在中国，药物与食物之间或许并无绝对的分界线，食物的调理功能与药物治疗功能相得益彰。食物与药物的差别，在于性味功效程度上的差别，但其均为大自然纯天然产物。

（一）可食之物的安全性

西汉陆贾《新语·道基》指出："民人食肉饮血衣皮毛。至于神农，以为行虫走兽，难以养民，乃求可食之物，尝百草之实，察酸苦之味，教民食五谷。"可见在本草起源的神农时代，药与食并无严格界限，无毒者取之，有毒者避之，成为当时寻找"可食之物"的取材标准。

伏羲时代"人民少而禽兽众"，饮食来源仅限于"养六畜以充庖厨"；神农时代，人类生存能力提高，"养六畜"不足以解决"人民少而禽兽众"的矛盾，扩大食谱结构成为当务之急。这促使神农通过"尝百草"达到"求可食之物"的目的，由驯化动物转向驯化植物，由此发明农耕和医药。

求可食之物的方法，是付出生命代价的"口尝身试"。据《淮南子·修务训》记载："（神农）尝百草之滋味，水泉之甘苦，令民知所辟就。当此之时，一日而遇七十毒。"后代的本草实践中，亦不乏医药家"口尝身试"，乃至专设"尝药太官"之职位，以制度保证尝药机制，这些都是保障本草相对安全性的实践。

（二）药食两用的异同点

正因为药食取材同源、口感同味、归类同性，故二者运用的原则相同。如苦瓜、黄连、大黄都有清热解毒功效，口感上都呈现苦味，符合苦能清热之功效。但苦瓜之苦中透出淡淡清香，可以做美食佳肴，也是可以清解热毒之物；黄连之苦，超越饮食范围，被比喻为世上最苦之品，并非日常饮食享用之品，却可专清胃肠之热；大黄之苦，还带有虎狼之势，具有泻下作用，虽非日常所需，但可清泻大热之毒。如此，清热解毒的程度、口感等决定了药食的界限。药材、食材取自天然，本草炮制与饮食烹饪的过程同出一辙，修制、火制、水制、水火共制、发芽、发酵等均顺其自然。

日常生活中可以接受的口感与具备缓和功效作用的食材自然融入汤、粥、茶、酒等食物的制作过程中，煲汤、熬粥、沏茶、泡酒的生活行为中离不开本草的身影。中国的本草与日常生活紧密相连，更贴近日常的生活，无须等到身体衰老、大病已成的无可救药阶段才发挥作用。

（三）本草"大锅汤"

"突发公共卫生事件"多是指传染病的流行，具有发病急骤、人群症状相似、传染性强、病情危重的特征。

"大锅汤"是中药"汤剂",针对地震、洪涝等大灾后的疫情大流行,以及其他突发公共卫生事件,可以起到群防、群治的作用。"大锅汤"大面积的使用成为一种传统的、超越卫生体系的、在社区体系内防治大面积公共卫生事件的有效形式。

"大锅汤"之"大"在于症状相似的社区体系适应人群数量大,有"大水漫灌"之义,形容形式大、受众广;"汤"是中医药重要传统剂型,"汤者荡也"。一是荡涤之力强,短期见效快,二是药物搭配灵活,可以根据突发灾情、疫情的季节、地域、秽浊之气的特性辨证选药。

最早有文字记载的本草大锅汤可以追溯到东汉张仲景的"祛寒娇耳汤"。相传,出任长沙太守的张仲景在告老还乡时正逢冬至,许多百姓饥寒交迫,耳朵被冻烂,张仲景将羊肉与驱寒药材包入面中,捏成耳朵形状,大锅煮熟发给大家服用,以此祛除百姓身上的寒邪,解决耳朵冻疮之苦。从此,冬至吃饺子的文化得以流传,同时彰显了大锅汤在群体性疾患救治中"大"的普及性与应急性。中华人民共和国成立后,在唐山大地震、汶川大地震、长江流域洪水后的疫情防治,以及流行性乙型脑炎、非典型性肺炎、新型冠状病毒感染等疫情中,中药大锅汤都发挥出了中医药简、便、廉、效的优势。可见,老祖宗留下的应急智慧不容忽视,是应对当前大面积突发公共卫生事件中行之有效的救急措施。

第四节　抗 疫 文 化

人类与疫毒斗争数千年,疫病防治是国计民生中的一项重大问题,历来备受关注。据中国中医研究院《中国疫病史鉴》的不完全统计,从西汉到清末,历史上有史可查的大型瘟疫有 321 次,中医药一直为中华民族的繁衍保驾护航。

一、抗疫毒中医药

在殷墟出土的甲骨文中,已有"虫""蛊""疟疾""疾年"等文字的记载,《小屯殷虚文字乙编》中记载了巫师通过占卜与天地沟通,其所占有两件事,一是占问瘟疫是否会蔓延,二是占问商王是否会感染瘟疫。可见,殷商王城内瘟疫泛滥令商王朝极为关注。"疠"字可见于《尚书》《山海经》和《左传》。先秦《山海经》记载了 38 种疾病,其中已有"疫疾"。《周礼·天官》记载"疾医掌养万民之疾病,四时皆有疠疾",指出春夏秋冬各有"疠疾"。《周礼·地官》指出:"大荒、大札,则令邦国移民、通财、舍禁、弛力、薄征、缓刑。"这里"大札"即是大疫病,一旦发生,要移民通财,薄征赋税,甚至缓推刑律,客观记载了疫情对当时政治活动的影响。《睡虎地秦墓竹简》记载有防治传染病的法律条文。西汉《黄帝内经》明确了"五疫之至,皆相染易,无问大小,病状相似"的疫毒表现。隋朝《诸病源候论》首次提出"乖戾之气""转相染易"的观点,明确传承了《黄帝内经》"染易"的现代传染概念。针对"染易"给出"不相染者,正气存内,邪不可干,避其毒气"的应对之策。

《睡虎地秦墓竹简》记载对麻风病隔离的"厉迁坊"、西汉元始二年(公元 2 年)"诏民疾疫者,舍空邸第,为置医药"、北宋"安济坊"等均是官方"避其毒气"进行隔离的典范。《后汉书·灵帝本纪》记载"(光和)二年(公元 179 年)春,大疫,使常侍、中谒者巡行致医药"。表明朝廷派人行医送药,救万民于病苦之中。

东汉曹植《说疫气》提到:"建安二十二年,疠气流行,家家有僵尸之痛,室室有号泣之哀。或阖门而殪,或覆族而丧。或以为疫者,鬼神所作。"可见疫情发生之惨状。张仲景《伤寒杂病论》提到的"余宗族素多,向余二百,建安纪年以来,犹未十稔,其死亡者,三分有二,伤寒十居其七",

不仅记载了当时的疫情，还表明了他"感往昔之沦丧，伤横夭之莫救，乃勤求古训，博采众方"的原因。2020年，新型冠状病毒肺炎肆虐，当时的《新型冠状病毒肺炎诊疗方案》中的推荐处方"清肺排毒汤"就是源于此书。明朝吴有性《瘟疫论》中提到"静心穷理，格其所感之气，所入之门，所受之处，及其传变之体，平日所用历验方法"，从戾气的毒邪性质、感受路径、受毒部位、传播对象、调治方法等予以系统论述，对温疫病的病因证治详加探究，综合前人经验和理论，成为完整的"戾气"学说论述。之后清朝温病学派对外感发热性疾病的研究异军突起，完善了中医疫病学的内容。

中医药学没有传染科这一分科，但在历代医籍典故中有预防传染的记载。西汉"橘井泉香"的典故，唐朝孙思邈在《备急千金要方》中提出熏药法进行空气消毒、向井中投入药物的方法与现代消毒剂的使用，以及古人面纱遮挡口鼻与今天佩戴医用口罩等均有异曲同工之妙。东晋葛洪《肘后备急方》对天花、虏黄病（即黄疸）、沙虱病（即恙虫病）等传染病的治疗做出了贡献。清朝推广"种痘"抗击天花。在长期医药学实践中，中医药学的疫病学理论稳健发展、不断成熟，其本身就是处于传染疾患体系之内，并非预防、免疫体系之外的医药学。

二、抗疫毒祛湿浊

每一次疫毒流行时都可能出现人类未经历过、未有合宜之药物的情况，这种不确定性成为控制疫情蔓延的阻碍。东西方医学对疫情的认识角度不同，中医认为疫疠"发病急骤、病情较重、症状相似、传染性强"，西方医学则从传染源、传播途径、易感人群三个方面进行认识。

曾经造成大规模流行的大头瘟、疫痢、白喉、烂喉丹痧、天花、霍乱、鼠疫等，基本上都有一个共性，就是患者的排泄物、分泌物浓浊。近年来曾经流行的非典型性肺炎与新型冠状病毒感染，更有"湿浊"的特点。首先，2003年非典型性肺炎流行期间，北京当年五月份的降雨量比往年高19mm；2019年小雪、大雪节气期间，地处长江边的武汉出现了不同于往年降雪天气的连续16天降雨。这都说明了当年气候的异常潮湿。其次，果子狸是非典型性肺炎病原体的宿主，"非典"病原体在塑料表面、玻璃表面可以存活4小时，在痰液和粪便里可以存活4天；新型冠状病毒可以通过冷冻食品的包装进行传播，新型冠状病毒感染患者肺泡被痰液包裹会产生溺水感，非典型性肺炎与新型冠状病毒感染都可以通过气溶胶传播。以上种种现象都昭示着瘟疫与湿浊的关联性。这也正是在非典型性肺炎和新型冠状病毒感染流行期间不使用空调、应坚持"通风、干燥、消毒"的缘由。简而言之，"瘟疫不离浊"，不但是过去、现在的认识，而且是未来抗击瘟疫的关注点。

2020年2月《新型冠状病毒肺炎诊疗方案（试行第五版）》中的清肺排毒汤采用麻杏石甘汤从皮肤、呼吸道、二便宣泄湿浊，采用射干麻黄汤加强肺部通气宣泄湿浊，采用五苓散加强从小便驱逐湿浊，采用小柴胡汤调和、疏解、通利三焦，畅达水道，化湿利浊。此复方既防疫邪入里，又调肝和胃，顾护消化功能。四个方剂如此协作才会在最危急时刻凸显中医药抗疫毒奇功。新型冠状病毒感染属"寒湿疫"，感染早期患者的舌苔均有湿浊特征，后期化热、伤阴，最后伤阳均为"变证"。因此，截断病毒传播途径，针对秽浊之邪采用祛湿化浊的治疗方法，依然是我们今后抗疫毒的主要思路。

三、抗疫毒大锅汤

疫情就是命令，重大疫情发生时，"社区大锅汤"是超越卫生体系进入社区最快捷、最有效的方式。新疫情的出现都是人类未曾相识的疾病，从"未曾相识"到相识，中西方走了不同的识别路径。西方医学识别路径是从病毒本身着眼，研制针对性的疫苗与药物，显而易见的是与时间赛跑；中医学识别路径是从临床直观症状开始，其背后是强大的"辨证论治"思维，抓住当时、当下的时间节点的证候，找出其发生机理，及时认知与及时有效处理。

疫情中生命等不起。等待疫苗、等待药物，需要时间。治疗处于危急状态的患者需要与时间争分夺秒，此时"大锅汤"可起到大面积防疫的作用，尤其是疫情前期超越卫生体系的社区体系防疫，对疑似、轻症、确诊病例的甄别与及时救治，可以节约卫生资源，将有限资源集中到医疗环节。大锅汤具备药物加减灵活、针对性强、形式简单易行、受众面大、节约卫生资源、周期短、见效快的特点。而西方医学技术对重症患者生命支持的治疗起到关键作用。

2019 年，中共中央、国务院关于促进中医药传承创新发展的意见指出："坚持中西医并重、打造中医药和西医药相互补充协调发展的中国特色卫生健康发展模式，发挥中医药原创优势、推动我国生命科学实现创新突破。"中西医优势互补在此时更加彰显特色。

四、抗疫毒新模式

中医药在几千年与疫病对抗的过程中，面对一次次疫情不断实践、不断总结，历练出一个完整的抗疫模式。

隔离传染源、消杀易感环境、对疫毒避之有时等措施，与现代公共防御越发一致，不同的是针对环境消毒时，现代更在乎灭菌剂与消毒剂（高效、中性、低效）的使用，而中医药更趋向使用驱逐湿浊的芳香化湿类药物如藿香、石菖蒲、艾叶等进行熏烟、浸泡等。

其一，中医药应急大锅汤重点前置到社区，在有无疫苗或检测手段的阶段都可以发挥甄别与治疗疑似、确诊、轻症案例的作用，这是应对大规模突发公共卫生事件有效的用药剂型。

其二，"方舱医院"集中轻症治疗。"方舱医院"与野战机动医院类似，通俗地说是由活动的"房子"应急建成，洗消、储物、药品、灭菌、检验、手术、急救、电站等各个模块化系统既可单独使用，也可无缝连接组建成大规模移动医院。其目的在于救急，是应对大规模突发公共卫生事件有效的场地，让病员便于集中管理，得到快速、高效处理。中医药应急大锅汤依然运用其中。

其三，针对重症，集中专业生命救护的器械、仪器、队伍，在专门场地，发挥专业水平抢救重症患者，最大利益化集中发挥专业救护力量。西方医学生命支持疗法是此期的主力。

其四，"瘥后防复"。"瘥后"是指疾病临床痊愈，从临床治愈，到身体完全康复，许多疾病治疗都存在一个较长的康复阶段。未知新病种的后遗症与复发风险都是"防复"的重点。

国家卫生健康委发布的《新型冠状病毒肺炎诊疗方案（试行第七版）》中规定的新型冠状病毒感染患者出院标准"体温恢复正常 3 天以上；呼吸道症状明显好转；肺部影像学显示急性渗出病变明显改善；连续两次痰、咽拭子等呼吸道标本核酸检测阴性。"从出院诊断标准其一"肺部影像学显示急性渗出病变明显改善"可知经历新冠病毒肺炎的肺部病变已经出现病理改变的事实，需要进一步追踪观察，防止后期加重损伤；其二，针对未知的新冠病毒破坏性，还需要进一步跟踪，以防复发。因此，出院只是阶段性痊愈，不是治疗的终止期。出院后 14 天隔离点观察，14 天以后回家观察、康复训练等等，"防复"任重道远。

隔离消毒—社区大锅汤—方舱医院—重症医院—瘥后防复，是现代中西医优势互补抗疫毒应对突发公共卫生事件的有实效新模式。

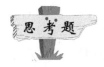

1. 什么是中医药特色？为什么？
2. 《易》二十七卦的寓意是什么？
3. 经络调理的三个理论支撑点何在？
4. 本草文化几千年，其最重要的历史节点何在？
5. 为什么"瘟疫不离浊"？

第四章　中医药策略文化

　导学

中医药策略文化，是指临证运用的思维方式。对生命而言，为保护其不受伤害，需以颐养天年为策略；针对客观存在的外来侵犯或内生致病因素，需以防患未然为策略；而疾病呈现的状态，被称为"阴阳失调"，调整阴阳则需要以平为期的策略。

本章主要讨论颐养天年、防患未然、以平为期策略的战略地位与临证运用需要解决的相关问题。

本章学习目的在于掌握颐养天年、防患未然、以平为期策略的战略地位与解决临证运用的相关问题。

策略，意思为计策和谋略，以思虑和谋略为原则，策划出奇思巧谋，是总体行为方针和行事方法。《人物志·接识》曰："术谋之人以思谟为度，故能成策略之奇，而不识遵法之良。"

疾病的发生在于正邪斗争。《黄帝内经》中已经明确，正是指自身生命状态依赖生命颐养达到"真气从之"状态，邪是指外来侵犯或内生致病因素，需要"避之有时"以防患未然；疾病一旦发生则为"阴阳失调"，调整阴阳需要以平为期的策略。颐养天年、防患未然、以平为期即是中医对人体生命呵护与救治的总体方针和行事方法。

第一节　颐养天年

"天年"，是大自然赋予的物种寿命；"养"在于培育、保护；"颐"源自《易经》二十七卦，强调自食其力。颐养天年在于保护生命、自强不息，活到大自然赋予的自然寿命。

生命总是处于生、长、壮、老、已的过程中，在出生、成长、壮大之后总会衰老与退化。因此，各个阶段都需要维护与培养，尤其是在生命的衰退期。《黄帝内经》中提出的"法于阴阳，和于术数"就是基本原则。

然而，养生应该覆盖生命全过程，究其生命存活之术数，无非生命存活离不开的环境、情绪、饮食、劳逸四个方面，关键在于养成好的生活习惯。将符合生命规律的好习惯坚持几十年就是"养"。

一、环 境 养 生

人类的生存环境由自然环境、人工环境和社会环境共同构成。其中，自然环境即大自然。人体处于大自然之中，中医必然围绕大自然对人体的利弊问题展开讨论。趋大自然之利、避大自然之害、提高生命适应能力，才是环境养生的大智慧。

（一）趋大自然之利

大自然提供人体赖以生存的物质条件，人类自身利用与适应大自然的能力，决定了生命可持续能力。

1. 顺天时调生命之气

大自然春夏秋冬与昼夜变化直接影响人体生命活动，现代视为"生物钟"现象。《黄帝内经》强调人体变化"与天地如一，得一之情"，也是"人与天地相参"思想的呈现。天人之间其气相通、同一节律，才能获得生命利益最大化。

《黄帝内经》强调"人以天地之气生，四时之法成"，"故智者之养生也，必顺四时而适寒暑"。这即是"顺时调气"，与天地共阴阳。《黄帝内经》文章篇名"四气调神""生气通天""阴阳应象""藏气法时""八正神明"等都在于强调生命遵道"时不可违"。《素问玄机病原式》明确指出："一身之气，皆随四时五运六气兴衰，而无相反矣。"因此，遵四时、昼夜等节点顺时调气，不仅是遵道而为、明智之举，更是争取生命可持续存在的机会。

2. 采灵气调饮食呼吸

首先，大自然提供人类生存的物质条件，《黄帝内经》曰："天食人以五气，地食人以五味。五气入鼻，藏于心肺，上使五色修明，音声能彰；五味入口，藏于肠胃，味有所藏，以养五气，气和而生，津液相成，神乃自生。"也就是天养人靠五气、地养人靠五味，人体自然需要将"五气"与"五味"纳入。"五气入鼻，藏于心肺"明确了五气源自呼吸风暑湿燥寒；"五味入口，藏于肠胃"明确了五味源自饮食酸苦甘辛咸，而有质量的五气与五味就是天地之灵气。

既然天养人靠五气，地养人靠五味，人体呼吸能力就是向上天索取五气的能力，人体饮食能力就是向大地索取五味的能力。呼吸与饮食获得的天地精华在人体形成"宗气"，维持人体生命活动及充养先天元气。可见，呼吸功能与饮食功能强弱决定了人体生命可持续能力的强弱，健脾养胃、吐纳练气就成为采天地之灵气的基本方法。

（二）避大自然之害

针对大自然客观存在气候异常的六淫与具备传染性的疫疠等，《黄帝内经》给出"虚邪贼风、避之有时"的策略。根据甲骨文的记载，古人在面对疫疠之邪时会采用隔离、避邪或是芳香避秽的方法。

大自然中，细菌、病毒、灾伤等邪气数以万计，许多至今仍然是未知的，而人体的生命只有一次，无法用仅有的一次应对数以万计的风险，所以"避之有时"才是从古至今的明智选择。

（三）提高生命适应能力

大自然不仅必然存在六淫、疫疠等对人体之弊，即便是正常的"六气"变化，也会有人不适应而产生过敏、鼻炎、哮喘等疾病。

人的体质就是适应自然与社会能力的体现。大自然有风寒暑湿燥火"六淫"与疫疠，人类社会有"不如意事十之八九"，是否生病取决于人体的适应能力。然而，人体总会衰老，功能总会退化，许多疾病的易感人群都是年老体弱者，"避之有时"的同时增强身体适应能力、抗病能力、延缓衰老能力，才能使得生命利益最大化。

二、情 绪 养 生

在先秦"推天道以明人事"思维影响下，人体的情绪被视为犹如大自然风、雨、雷、电的客观反映。《素问·阴阳应象大论》表述为："天有四时五行，以生长收藏，以生寒暑燥湿风。人有五藏化五气，以生喜怒悲忧恐。"将人类社会活动中对事物的客观反映对应大自然气候的客观变化。天上气候寒、暑、燥、湿、风的变化可以影响大地万物生、长、化、收、藏的进程，同理，人类喜、怒、悲、忧、恐的变化可以影响人体生命的进程与结果。

《礼记·大学》提出："修身、齐家、治国、平天下。"把"治病"与"治国"相提并论，将修养性命与治国安邦放在同等重视程度上，是中医药文化学的又一特征。

七情与"五神脏"

中医理论将人体的情绪分为喜、怒、忧、思、悲、恐、惊七种，称之为"七情"。针对五脏而言，《素问·阴阳应象大论》明确指出，"怒伤肝""喜伤心""（悲）忧伤肺""思伤脾""（惊）恐伤肾"。表明情绪变化直接引起脏腑气机变化，在人体功能上可见明确对应的病理反应。因此，脏腑不仅仅是物质与功能管理单位，更与情绪直接关联，也是人类情绪管理单位，被称为"五神脏"。

"五神脏"不是抽象的概念。首先，不同情绪有各自专属的脏腑。如《素问·宣明五气》谓："五脏所藏，心藏神，肺藏魄，肝藏魂，脾藏意，肾藏志。"每个脏腑有各自不同的情志活动特点。其次，生理上的情志与脏腑相联系，病理上情志则直接影响相应的脏腑功能，而且造成身体功能紊乱。如《素问·举痛论》强调："余知百病生于气也，怒则气上，喜则气缓，悲则气消，恐则气下……惊则气乱，劳则气耗，思则气结。"阐述情志与脏腑功能在生理病理上的密切关系，这也促使中医药学不得不将情志作为致病因素研究。

1）情绪直接影响脏腑气机

《黄帝内经》强调："非出入，则无以生长壮老已；非升降，则无以生长化收藏。是以升降出入，无器不有。"人类生存就是一口气，气的最基本活动形式就是升、降、出、入，四通八达之"行"。五行之"行"就是世间万事万物升、降、出、入与平衡稳定等五种最基本运动形式，情绪致病的表现为"气"的上、下、缓、消、乱、耗、结等七种形式，说明情绪直接干扰了"气"的正常运行状态。

《黄帝内经》明确指出："百病生于气也。"情绪变化的结果在于气的运行方向改变，而正常的脏腑功能均以气的正常运行方向呈现，如脾主升清，其气向上，清阳下陷就发生溏泄、脏器下陷；肝气向上，太过或郁结就会产生肝风内动或郁闷不舒；肺气向下，若向上逆行就会产生肺气上逆发生咳嗽、哮喘等。因此，改变气的正常运行方向就直接干扰了脏腑气机运行方向，就会产生"病"。

2）把控情绪是身体适应人类社会能力的体现

养生不仅在于对身体和脏器形态的维护，更在于颐养性情与把控情绪。儒、释、道三家各有修为，都对自身处世的状态进行了提升。由此可见，人体性情需要有效管理而非肆意放任。

孔子提出"仁者寿"，把道德修养与身体健康建立起联系。老子对"不死之药"的解释为"淡然无为，神气自满，以此将为不死之药"。受中华传统文化影响，中医药要求形体修炼与性情颐养同步进行，达到形体与心神同在的目标。"修身养性"与"形神毕俱"铸造了传统中医的修炼方式与健康标准，指导与规范着几千年临证治疗与颐养天年活动。

一方面，情绪是人类社会活动的客观存在；另一方面，情绪可以改变人体气机的运行。二者之间，必须保持平衡。适当宣泄情绪同时不使情绪过激，就不会带来身体伤害。清·程杏轩在《医述》指出："人生如天地，和煦则春，惨郁则秋。"范进中举后喜极而疯、《三国演义》中周瑜被气死都是情绪过激的表现；林黛玉悲悲切切则是宣泄不足的典型。情绪影响人体的内分泌系统，积极情绪促使身体分泌积极的生物信号，让人容光焕发、气宇轩昂、喜气洋洋，生理功能通泰畅达；消极情绪促使身体分泌消极的生物信号，让人晦暗无光、憋闷不舒、凄凄惨惨。有效控制不良情绪，提高在社会生活中的适应能力，就是人体健康体质的表现。

情志致病，是不良情绪对人体的伤害。既然情绪能够改变和影响人体五脏功能，那么良好的情绪也可以稳定人体内环境，即是情志治病。利用情绪之间依赖五脏建立的生克制化关系，即"怒伤肝，悲胜怒""喜伤心，恐胜喜""思伤脾，怒胜思""忧伤肺，喜胜忧""恐伤肾，思胜恐"，可以调整人体五脏功能。情志活动的生理学基础与病理学影响，成为中医药认识人体不可忽视的因素。

因此，情志是否稳定也成为判断人体是否健康的标准之一。

三、饮　食　养　生

饮食，是人类生命延续的基本保证。从上古采摘野果、结网捕鱼、围猎野兽，到燧人氏发明人工取火，改善了食物的胃肠适应，到伏羲氏"驯六畜""充庖厨"、神农氏驯化植物发明农耕，再到黄帝制陶器"蒸饭煮粥"改善饮食加工方式、"作碗碟""作釜甑"改善厨具。经过长期的演化和发展，已经形成了一整套符合中国人健康需求和生活实际的饮食文化体系。"谨和五味""食饮有节"的思想观念是中华传统文化及中医药文化中重要且独具特色的组成部分。

（一）脾胃为后天之本

《古今医统大全》指出："人之始生也，固由造化之阴阳而来，然禀受有限，故其既生也，不能不赖造化之阴阳以养。饮食入胃，以养其中，化为元精，则神气不离，形液日益，盖所以续阴阳禀受之有限，而使之无穷也。"强调"禀受有限"需要借"饮食入胃，以养其中，化为元精"达到"续禀受阴阳之有限，而使之无穷也"。这足以确定"脾胃为后天之本"的重要地位。

饮食进入人体后盛装于胃，称之为胃的"受纳"作用。饮食在肠胃中的消化过程被视为"腐熟"，腐熟的食物既有精华、又有糟粕。精华需要"脾气升清"升腾转化到肺，在肺中与呼吸入肺的大自然上天之灵气合为"宗气"；糟粕因"胃气降浊"排出体外。究其饮食代谢过程，其一，胃受纳，脾才有资源运化；脾运化，胃才能继续受纳。脾胃之间纳运相依。其二，腐熟在胃肠进行，饮食需要湿润才能沤熟；脾主运化、升清，需要自身干燥才能转运。脾胃之间燥湿相济。其三，脾升胃降互为前提，脾胃之间升降相因。宗气在肺中合成，再与肾中"先天之精"汇合，合成生命之"元气"。从这个角度出发才会有"脾胃为气血生化之源"的定论。

脾胃之间，纳运相依、燥湿相济、升降相因，相互为用。因此，中医常常认为脾胃不分家，在治疗上，健脾开胃常常共同讨论。

董仲舒《春秋繁露·五行之义》强调："土者，五行之主也。"中医认为，"脾胃为后天之本"，元朝医家李东垣专著《脾胃论》提出："脾胃不足，为百病之始。"《仁斋直指方论》提出"调脾胃为医中之王道"的主张，其原因有三：一是随年龄增加，脾胃功能自然退化；二是一日三餐饮食中常常会有造成脾胃不适的因素；三是脾的"气化"功能决定了"升清"与"降浊"的比例，由此确定了"脾胃为后天之本"与健脾益气在疾病治疗中的终身地位，正如《药鉴》指出的"调理脾胃，为医中之王道"。

秉《黄帝内经》"脾者土也，治中央"与"脾主长夏"之论，针对长夏暑多夹湿，治疗原则多为健脾、燥湿、化浊。《素问·玉机真脏论》曰："脾为孤脏，中央土以灌四傍。"《素问·太阴阳明论》又有"脾不主时""各十八日寄治"之论，医者可以在每季节最后十八日分别行春季疏肝健脾、夏季宁心健脾、秋季润肺健脾、冬季温肾健脾之举。《脾胃论》指出："脾胃虚弱随时为病，随病制方。"即临证时还可以针对脾虚诸证，随证健脾，形成了临证"治中央""旺十八日""随证健脾"三法。

（二）食饮有节讲均衡

孔子在《论语·乡党》中提到："食不厌精，脍不厌细。食饐而餲，鱼馁而肉败，不食；色恶，不食；臭恶，不食；失饪，不食；不时，不食；割不正，不食；不得其酱，不食。肉虽多，不使胜食气。唯酒无量，不及乱。沽酒市脯，不食。不撤姜食，不多食。祭于公，不宿肉。祭肉，不出三日。出三日，不食之矣。食不语，寝不言。虽疏食菜羹瓜祭，必齐如也。"众所周知，孔子是周朝思想家、教育家、儒家的创始者，并非医药学家、养生家。但其提出的"仁者寿"成为中华民族修身养性、将德高与寿命相联系的开创者。此段话从食物颜色、味道、烹饪状态、刀法、作料、酒肉比例、购买渠道、存放时间等角度专门讨论，说明先圣对中华民族饮食文化的关注与思考，启发后世从饮食结构、五味、食量、寒热、速度等各个方面追求均衡，形成《黄帝内经》"食饮有节"的饮食文化。

1. 结构均衡

自神农尝百草、发明农耕以来，中华大地上逐渐形成了以小麦为主的黄河流域、以水稻为主的长江流域、以牛羊为主的草原地区三大饮食区域，这些区域的人民也形成了长期以来的胃肠器官适应。《素问·脏气法时论》明确提及了黄河流域、长江流域地区民族的饮食结构："五谷为养，五果为助，五畜为益，五菜为充，气味合而服之，以补精益气。"每个民族所处的地理条件制约着饮食结构，饮食结构与加工方式决定着该民族的胃肠适应。

因此，以五谷淀粉为基础的饮食结构以及一日三餐的饮食习惯，注定了淀粉酶在食物刺激下的分泌习惯。以"五谷为养"的民族若打乱了自己的饮食习惯，自然会产生内分泌代谢紊乱，甚至产生意想不到的疾病。五果是辅助，五菜是补充，这二者都不是主食。近年来节食减肥或以蔬菜瓜果替代主食造成血糖异常、多囊卵巢综合征、结核等就是例证。五畜是补益、必需之品，现代有认为血脂高而废除禽、蛋、肉类食物，结果导致罹患老年痴呆、骨折等病的风险大大增加。因此，尊重规律、不违规才是"不伤为本"。

2. 五味均衡

饮食结构需要合理搭配，饮食气味也需要均衡。《素问·生气通天论》强调："谨和五味。"《素问玄机病原式》指出："服饵不备五味四气，而偏食之，久则脏腑偏倾，而生其病矣。"

首先，五味入口后各有归属的脏腑。《灵枢·五味》曰："五味各走其所喜。"《素问·至真要大论》明确："夫五味入胃，各归所喜，故酸先入肝，苦先入心，甘先入脾，辛先入肺，咸先入肾。"五味合五脏，五味调和，则脏腑功能协调，身体健康长寿。其次，五味各有性味特点，辛味性温发散、酸味阴寒收敛、甘味温和补益、苦味性寒坚阴泻下、咸味性寒软坚散结。《素问·五藏生成论》指出五味太过的弊端："多食咸，则脉凝泣而变色；多食苦，则皮槁而毛拔；多食辛，则筋急而爪枯；多食酸，则肉胝皱而唇揭；多食甘，则骨痛而发落。"五味偏嗜，既可引起本脏功能失调，也可因脏气偏盛导致脏腑之间平衡关系失调而出现他脏的病理改变。

现代研究同样表明，人体对营养元素的需求是多方面的，单一食品无法满足人体对所有营养素的需要。只有尽可能做好食物的多样化和合理搭配，才能够满足人体正常生理活动需要，维持身体健康。

3. 食量均衡

《素问·生气通天论》明确指出："阴之所生，本在五味；阴之五宫，伤在五味。"脏腑依赖饮食化生气血维持生命活动，但饮食不合理同样伤害脏腑功能。俗话"少吃一口，活到九十九"寓意随着年龄增加，身体功能逐渐减退，胃受纳、脾运化、胃降浊、脾升清、小肠分清泌浊、大肠传导糟粕功能都会下降，"少吃"可以减少胃肠负担。所以，针对年衰岁暮、体弱多病之人还有"少吃多餐"之说，无非将每一次的胃肠负担分散到多次。另外，"七八分饱"之说也是同样的道理。《素问·至真要大论》强调："久而增气，物化之常也。气增而久，夭之由也。"太过与不及都会导致脏腑功能的偏盛或偏衰，引发疾病。

4. 寒热均衡

过热的饮食会直接刺激娇嫩的食管壁黏膜，超过 60℃的食物可能导致食管黏膜被烫伤。过烫的饮食，如刚沏好的茶水，温度可达 80～90℃，很容易烫伤食管壁。反复的黏膜损伤极易形成浅表溃疡，反复的烫伤与修复就会引起黏膜质的变化，甚至癌变。过冷食物会伤害人体阳气，导致脾胃功能退化与障碍。因此，孙思邈在《千金翼方》中强调："热无灼唇，冷无冰齿。"我们在进食时要把握食物入口时的温度，做到《灵枢·师传》中指出的"食饮者，热无灼灼，寒无沧沧，寒温中适，故气将持，及不致邪僻也。"

5. 速度均衡

食物得到充分咀嚼，有利于口中唾液淀粉酶的初步消化，减轻肠胃负担。进食速度过快，咀嚼时间过短，会导致迷走神经持续兴奋。此时，大脑对"饱胀信号"尚未接受。长此以往，容易因食欲亢进而导致肥胖。"充分咀嚼"能够促进口腔中分泌唾液淀粉酶。不同的人进食速度可能有所差别，总之我们需要找到每个人最适合的进食状态。

（三）汤粥茶酒讲形式

《礼记·礼运》指出："昔者先王……未有火化，食草木之实、鸟兽之肉，饮其血，茹其毛……后圣有作，然后修火之利……以炮，以燔，以亨，以炙，以为醴酪"。《韩非子·五蠹》记载："上古之世……民食果蓏蚌蛤，腥臊恶臭，而伤害腹胃，民多疾病。"火的发现和使用，让人类区别于动物。这是第一次借助自然力，让一个生食社会向熟食社会过渡。人体的肠胃也因此得以进化，避免和减少了"腥臊多，害肠胃"。同时，吃熟食可以让人类牙齿更容易咬碎动物纤维，使得人类牙齿变小，下颌不用前凸，进而向现代人演化。新石器时期陶器的出现，让中华先民拥有了炊具和容器，为更好地加热与保存食物提供了必要条件。黄帝时代的灶和蒸锅的出现，使食物加工更加方便，比如可以对食物进行发酵，从而开始了酿酒、制酱和制醋。此期，煮海水为盐的发明成为了人类饮食史上的一个飞跃，结束了有"烹"无"调"的历史，从此建立起"烹调"的完整概念。

煲汤、熬粥、沏茶、泡酒不仅仅是日常饮食加工方法，也是养生的常见饮食方法，均是以汤、粥、茶、酒为载体，将有颐养功效的食材放入其中，用于生命养护。

1. 煲汤

汤剂，主要是食材置于水中煎煮而得。《说文解字》的解释是太阳照耀或柴火烧的"热水"，这也是日常饮食形态的汤及药剂形态的汤共同的基本特征。

相传，商朝伊尹发明了汤剂。庖厨内各种食物配搭、各种汤剂运用让伊尹将食物与食物、食物与药物、药物与药物的搭配得以尝试，最终发明了药膳、药汤、食膳，促成药材本草配伍运用的实现。《史记·殷本纪》皇甫谧注："尹，正也，谓汤使之正天下。"元朝医家王好古曾说："殷伊尹用《本草》为汤液，汉仲景广《汤液》为大法，此医家之正学，虽后世之明哲有作，皆不越此。"清朝陈修园也指出："明药性者，始自神农，而伊尹配合而为汤液。"

鸡、鸭、鱼、鳖、羊肉等食材可以熬汤补养人体。温补人参鸡、凉补虫草鸭、催奶鲫鱼汤、滋阴枸杞鳖汤、产后当归生姜羊肉汤等，让药与膳结合补益人体变为现实。即便是使用药食两用的蔬菜瓜果制作的汤，如防斑生姜蜂蜜水、治感冒红糖姜汤、顺气柚子汤、润肺雪梨汤、补血猪肝菠菜汤、清涤血管海带汤等也是多种多样。中药本草实现了几千年延续至今的方剂运用，发挥着汗、吐、下、和、温、清、消、补的作用。汤的配伍组成也几乎包含了所有可入药之物，成为最重要的药剂形态之一。

2. 熬粥

魏晋史学家谯周撰《古史考》载"黄帝始蒸谷为饭，烹谷为粥"，"黄帝作釜甑"。明朝罗颀《物原》载："轩辕作碗碟。"清朝汪汲撰《事物原会》载："黄帝作灶，死为灶神。"锅灶让黄帝"蒸谷为饭，烹谷为粥"，把稻谷变为饭和粥惠泽万代，也使得粥成为中国的"招牌饮食"。

粥，首要的功能是充饥果腹。"粥"字本作"鬻"，形似米在鬲中煮。中古时期更是将粥的"食用"与"药用"功能高度融合。长沙马王堆汉墓出土的《五十二病方》载有用"青粱米粥"治疗蛇咬伤；《史记·扁鹊仓公列传》载有西汉名医淳于意（仓公）用"火齐粥"治齐王病；东汉张仲景《伤寒论》用桂枝汤解表寒，方后注明"服已须臾，啜热稀粥一升余，以助药力"，即是最好例证。晋、隋、唐几代，葛洪、巢源方、王焘对药粥有零星记载，到宋朝《太平圣惠方》载药粥方129首，元朝宫廷御医忽思慧《饮膳正要》列粥方23首，元朝医家邹铉《寿亲养老新书》载粥方77首，明朝《本草纲目》举常用粥方 62 首。到了清朝，药粥的发展更为成熟，曹庭栋《老老恒言》载粥方 100 首，黄云鹄《粥谱》载粥方 247 首。

至今，中医仍然认为粥为养胃气的最佳食物。刚接触谷物的婴幼儿，大病初愈的患者，生产失血的妇女，醉酒与汗、吐、下后伤胃者，无不以"粥"始建胃气。《随息居饮食谱》称："粥饭为世间第一补人之物……病人、产妇粥养为宜。"重病者以能否进食粥汤来判断胃气的有无与生命的可持续能力，粥与胃气关系紧密。

粥，因其小火慢熬的功夫和黏稠绵密的状态，被赋予了人文色彩的"养生"意义，逐渐包含了中庸、隐忍的文化色彩。南宋著名诗人陆游作诗《食粥》谓："世人个个学长年，不悟长年在目前，我得宛丘平易法，只将食粥致神仙。"粥，作为一种传统食品，在中国人心中的地位更是超过了世界上任何一个民族，粥碗里盛载了中国人的生存哲学和人生态度。

3. 沏茶

唐·陆羽《茶经》指出："茶之为饮，发乎神农氏"。茶，是神农尝百草实践活动的发现。《神农本草经》记载："神农尝百草，日遇七十二毒，得茶而解之。"茶与"查"谐音，与"查毒"相关联，从出现之时就直接呈现其药用功效。茶，在传统文化中至今都是解毒去害的佳品。唐·陈藏器在《本草拾遗》中写道："诸药为各病之药，茶为万病之药。"

茶最基本的服用方法即加水煎煮或冲泡，由此也就产生了饮食形态意义上的茶，或称茶汤。中医用茶，在于其沁润心脾、颐养醒神、清理胃肠、利水消肿等作用，不仅取其生理调摄作用，更重要还有心理调养的功效。茶的用处可以扩充到药食两用与单纯药用，如生姜蜂蜜茶祛斑、玫瑰花茶养颜、石决明茶明目、小青龙汤茶消除哮喘、小柴胡汤茶和解少阳等。茶，作为药食与药材的载体，直接被应用到调养、治疗的过程中。

大量物证和文史资料显示，世界各国的饮茶习惯，直接或间接都源于中国。茶叶的品种、制作加工、茶具、茶礼、茶道等，都成为中华民族对世界饮食文化的贡献。茶作为一种饮食原料，除了物质层面的概念，还被中华民族赋予"道"的至高意义。对中国人而言，茶已然成为一种博大精深的生活方式、文化乃至哲学。茶之为道，蔚为大观，未有穷已，一言难尽。"最宜精行俭德之人""茶以清心""禅茶一味""和敬清寂"等，皆可谓茶中真味，对于陶冶性情、颐养精神，茶道的作用可谓善莫大焉。

4. 泡酒

酒，绝大多数是用果实和粮食酿造的，《黄帝内经》称之为"熟谷之液"。酿酒紧紧依附于农业，成为农业经济的一部分。相传夏禹时期的仪狄发明了酿酒。史籍中有多处提到仪狄"作酒而美""始作酒醪"的记载。《战国策》载："昔者，帝女令仪狄作酒而美，进之禹，禹饮而甘之。"贾湖遗址考古成果表明，河南贾湖人早在 8600 年前就掌握了最古老的酿酒方法。《周礼》记载了酿酒的六字诀，强调精选原料、发酵有时、加工卫生、水泉必香、器具必良、火候得当六个因素。《素问·汤液醪醴论》指出："五谷汤液及醪醴奈何？岐伯对曰：必以稻米，炊之稻薪，稻米者完，稻薪者坚……岐伯曰：此得天地之和，高下之宜，故能至完，伐取得时，故能至坚也。"说明无论汤液与醪醴都讲究天地之和。元朝《饮膳正要》记载了蒸馏酒。中国人常说"无酒不成席"。从古至今，喝酒已经产生了许多酒文化。

以"酒"为载体，将具有治疗和滋补等作用的动植物药材按一定比例浸泡在酒中，就是药酒。药酒在使用过程中逐渐发展成为"药酒"文化。在"药酒"文化中，养生酒独树一帜。中医用酒作载体，将补益类或祛风湿药物浸泡其中，用于补益身体或祛风除湿，如人参酒补气，桑葚酒滋阴、枸杞酒明目、乌梢蛇酒、威灵仙酒祛风除湿等。酒剂不仅可以内服，如瓜蒌薤白白酒汤、桂花酒、樱桃酒、杨梅酒等，还可外用以增强祛风活血作用，如红花酒、川芎酒、独活寄生酒等。明·徐春甫《古今医统》载范蠡有"服饮药饵"之法，授术于孔安国等，"寿皆百岁，面如童颜"。

四、劳逸养生

劳逸，指身体劳动、运动或休息、安逸的状态，是生命每天都有的存活状态。针对生命而言，就是生命过程中体力、脑力以及其他各种生理功能的消耗与补充的平衡。

劳逸养生需要避免过度劳累或休息不足与过度安逸或运动不足两个方面。体力与脑力反映出人的形体（生理）与神明（心理）两个主要方面。同时，中医在性活动功能上独具特色，发展形成了独特的"房中术"。因此，劳逸调摄主要从体力劳逸、脑力劳逸、房事劳逸三个方面讨论。

（一）体力劳逸

体力，是指人体活动时所能付出的力量。体力在生命活动中被消耗，一方面需要进行休整补充，另一方面需要通过适当运动来增强。

1. 筋骨劳逸

筋骨，主要指肌肉、肌腱、韧带与骨头、关节，与人体运动系统相关联，泛指体格。从《孟子·告子下》"故天将降大任于是人也，必先苦其心志，劳其筋骨"可见自古筋骨与心志并列，似今指机能体格与心理志向。体力，涉及心肺、胃肠、排泄等内脏功能，但筋骨活动是支撑身体构架的主要因素。筋骨劳逸，主要指肌肉、肌腱、韧带与骨头、关节的活动与休息状态。

筋骨的活动与休息本身就是一对矛盾。人体每天的生命活动都离不开筋骨活动。筋骨获得供血从而发挥运动功能，正如《素问·五脏生成》所谓："足受血而能步，掌受血而能握，指受血而能摄"。然而，运动过多又会出现损伤。《素问·宣明五气》指出："久坐伤肉，久立伤骨，久行伤筋。""久"，即时间过久，是指损伤并非仅仅是一次性、暴发性的，更有长久的磨损性消耗损伤之意。当人步入老年阶段，其筋骨在运动中磨损消耗或出现肝肾不足，自然会出现背曲肩随、不能久立、屈伸不能、转摇不能、行则振掉、行则偻附等筋骨不利的现象。因此，滑膜炎、骨折、风湿等疾病成为衰老后的易患疾病。然而，筋骨不利并非老年阶段专属，随着现代社会计算机办公的普及，同样属于筋骨损伤的"肩周炎""鼠标手"在年轻人中也呈现高发态势。

筋骨运动与休息的平衡被提到议事日程。生命在于运动，筋骨是运动的主要对象，运动是生命功能活动的基础，不动不行。动就会有体力的消耗，就需要有相应的休息补充体力。而运动的整体与局部、主动与被动、内脏与外形是其值得关注的方面。全身性的筋骨运动，如跑步、举重、游泳、体操、跳远、骑车等，身体受益范围较大；局部的筋骨运动，如摇头、转腰、甩手、孙思邈养生十三法等，则针对性更强。一般而言，较为剧烈的运动更适合年轻人群；运动量较小、形式较为缓和的运动更适合上年纪的人群。但不论运动者的年龄大小、体质强弱，都是更适合体力能够支撑的运动项目。各类人群的体质状态不一、运动形态不一、运动坚持的时间不一，这些都需要因人而异，最关键的是先动起来。

"动"，才是生命存活的基础形式。根据每个生命体的具体情况，只要能够"动"起来，可以灵活选择主动运动与被动运动，或主动与被动结合的方式。筋骨运动，不仅通过伸展可以让其本身得到锻炼，同时还可以提高内脏活动功能。其并非只对筋骨与形体起作用，对内脏同样会有直接影响。简单体操、跑步、跳舞等都可以达到筋骨活动与振奋心情的作用，但中医更讲究筋骨运动中的形神合一。最典型、最普及的就是太极拳运动，除此以外，国家体育总局推广的"八段锦""易筋经""六字诀""五禽戏"等项目，都是传统的形神合一的体育锻炼方式。

2. 睡眠调摄

人类生命在运动与休息中交替进行，每天近 1/3 的时间处于休息状态。睡眠，是人类主要而有效的休息方式，体力、脑力、组织修复力都在睡眠中得以恢复。睡眠具有消除疲劳、保护大脑、增强免疫、促进发育、利于美容的作用。因此，睡眠本身就是人类身体能力的体现。《灵枢·营卫生会》以"昼精而夜瞑"与"昼不精，夜不瞑"解释少壮之体与衰老之体睡眠状态的区别，将"夜瞑"视为"昼精"的基础，即夜晚瞑目睡眠是白天精力充沛的缘由。由此可见中医对睡眠重要性的认识。

睡眠机理，从阴阳理论角度可以概括为"阳入于阴则寐"，与之对应的是"阳出于阴则寤"。因此，人体阴阳犹如大自然太阳出没，人体阳气在白昼如旭日东升冲出阴分，主宰人体运动，需要精力充沛，称之为"寤"；人体阳气在黑夜如日落西山潜入阴分，人体相对安静，需要闭目而瞑，称之为"寐"。"寐"与"寤"都在阴阳出入之间。"阳入于阴"的条件在于阴需要借大自然夜晚阴气旺盛的规律，占领主导地位，能够控制住日落西山的阳气，人就会进入寐的状态。反之，如若阴气不足或阳气过旺都能造成阳不能入于阴的不寐状态。这也是瘦体型之人睡眠相对较少的缘由。相对而言，"阳出于阴"的条件在于阳需要借大自然白昼阳气旺盛的规律，占领主导地位，能够冲出夜晚阴气对阳气的制约，人就会进入寤的状态。反之，如若阳气不足或阴气过旺都能造成阳不能出于阴的不寤状态。这也是胖体型之人睡眠相对较多的缘由。中医中常说的"子午觉"就是使睡眠模式符合一日昼夜晨昏的变化规律，提高睡眠质量的有效保障。

睡眠是人体由活动状态转入安静状态的过程。从阳到阴，除了借助大自然阴阳转化的规律外，更需要心静。夜晚阴气占主导地位，才会有人类"万民皆卧"的"合阴"状态。《素问·痹论》指出："阴气者，静则神藏，躁则消亡。"因此，安静就是保证阴气不被躁扰的条件，安静就能养生命之神。然而，安静不仅仅是身体安静，更要心态安静。凡是躁扰安静的因素都是不眠的诱因，包括睡不着而数羊。殊不知，这反而成为不眠的缘由。

此外，安静并非仅指睡眠状态，未进入睡眠也可以达到安静养神的境地。心无杂念、形体放松、闭目遐想、放飞心灵同样可以起到积极休息的作用。

（二）脑力劳逸

大脑，是一个让人感到十分困惑的器官，尤其是在有关生死、意识、睡眠、幻觉、记忆等问题上，中西方医学对其有不同的阐述。但对于大脑器官、大脑功能作用的保护，中西方有共同的劳逸结合的认识，只是各自有不同的方法。中医更有从益肾、补骨、生髓立足的养脑方法。

1. 脑力开发与防衰

大脑，是人体进行思维活动最精密的器官，是人类思考的生物基础。西方医学中，左脑负责逻辑思维而又可称为数学家的脑，右脑负责创造思维而又可称为文学家、艺术家的脑。大脑成熟意味着神经系统的成熟，构成神经系统结构和功能的基本单位是神经元。20世纪60年代，麻省理工学院的学者在成年老鼠的脑中发现了新生的细胞。至90年代末，科学家们证实了部分神经元在一生中会不断再生并形成新的联结的事实，这被称为神经元的再生，提示了大脑并非越用越笨，而是具备开发性使用的可能。

勤于思考，显然成为保护思考器官的方法之一。除此以外，中医利用"脑为髓之海""肾主骨生髓"的原理，立足益肾、补骨、生髓进而达到补脑的目的，并且用实验证明"肾主骨生髓"的原理与神经元样细胞的相关性。

益肾，本身就是中医药延缓衰老的有效方法，而衰老绝非只有大脑神经元的退化。益肾可以治疗因雌激素减少的老年骨质疏松、阴道炎、高血压、肥胖、围绝经期综合征等。益肾可以通过饮食、经络、中药来实现，可操作性极强，尚未发现副作用，是值得推广运用的养脑之道。

2. 大脑供氧与耗氧

勤用大脑思考，符合器官"用进废退"的原则。要防止脑功能衰退，最好的办法是勤于用脑。实践证明，人用脑越勤，大脑各种神经细胞之间的联系越多，形成的条件反射也越多，大脑功能也越旺盛。而懒于用脑者，久而久之就会出现脑功能的衰退。大脑需要供血供氧完成思考。血液是氧气的载体，一旦大脑缺血就会导致供氧不足。虽然脑的重量只占体重的2%～3%，但大脑的供血量占人体的五分之一。因此，大脑是人体对氧需求最大的器官。神经系统对于缺氧最为敏感，即便轻度缺氧也有可能产生智力和视觉功能的紊乱，用脑过多会因大脑供血不足而使大脑神经系统发生紊乱。大脑长期处于紧张状态，可致脑血管紧张度增加、脑部供血不足，产生头晕、头痛。久而久之，则易产生神经衰弱综合征。脑力劳动者往往昼夜伏案，长期保持单一姿势的静力性劳动会使肌肉处于持续紧张的状态，易致气血凝滞并可诱发多种疾病。适度而合理的休息，可使身体与大脑得以休整，从而恢复体力和精力。但若过度安逸、用脑不足，如长期懒散不用脑、睡眠过多等，会使人体气血壅滞，体内代谢废物堆积，导致思维呆滞。过饱、少思、酗酒、蒙头睡觉、需要休息时硬撑着不休息、呼吸污浊的空气、失眠、沉默寡言、常年吸烟等，都会减少大脑的供氧。如果血液在大脑中的供给不正常，就会出现脑出血、脑梗死等后果，进而产生大脑对身体支配的障碍，而缺氧5～6分钟就会造成脑细胞不可逆转的死亡。

因此，如何保证大脑的供血、供氧成为脑力劳逸的首要问题。首先，思考活动是为大脑提供血液与氧气的有效方法，即才思敏捷、神清气爽的状态。但是，过度思考反而会增加大脑的耗氧量，即心力交瘁、力不从心的状态。《遵生八笺》指出："精神不运则愚，血脉不运则病"。大脑的合理使用，实质上就是避免大脑使用太过与不及，提倡劳逸结合，保护大脑处于最佳状态。

（三）房事劳逸

房事，即性活动。房事劳逸，即是针对性的运动与休息。

性行为是人类的一种本能，是人类生命活动的重要内容之一，故有人把性生活与物质生活和精神生活一起列为人类的三大生活。古人高度重视性活动在人体健康长寿中的特殊地位。专门研究性与性相关的延年益寿的方法被称为"房中术"，即中国古代的性科学。

1. 房事劳逸的文化渊源

孔子认为男女关系是"人伦之始""五代之基"。《孟子•告子》谓："食色，性也。"《礼记•礼运》谓："饮食男女，人之大欲存焉。"古人将性欲和食欲并列，说明了性欲是不可抗拒的自然法则，担负着生物"保存自己"和"繁衍种族"的使命。因此，"食"与"色"乃为生物体的自然属性。

古人不仅重视性的自然本能，同时以阴阳思辨自然，以阴阳剖析自身。东方哲学将阴阳、天地、男女统成一体，认为人类的繁衍昌盛亦从男女阴阳规律而来。《易经》曰："天地氤氲，万物化醇；男女媾精，万物化生。"元朝李鹏飞在《三元延寿参赞书》指出："男女居室，人之大伦，独阳不生，独阴不成，人道有不可废者也。"《玉房秘诀》中亦指出："男女相成，犹天地相生也。天地得交会之道，故无终竟之限。人失交接之道，故有夭折之渐。"男女相需好比是天地相合，若男女两者不合，则违背阴阳之道。由此可见，房事生活本乎自然之道，是人体健康的重要内容之一，是健康长寿的基础。

古人在很早就开始了关于性文化与性实践的研究。在先秦时期，"食"与"色"被视为生命本能，先秦时期的长寿人物彭祖也被描绘成通晓"房中术"之人；马王堆汉墓出土的《合阴阳方》和《天下至道谈》的竹简即是"房中术"典籍。由此可见秦汉时期对房事的开放态度。秦汉时期墓地出土的陶俑中可见大量"秘戏"陶俑。道教很重视"阴阳之道"的研究，不仅不把它看作"修行"的阻碍，反而看作一种重要的修炼方法。至宋朝，儒释道三教合一，程朱理学兴起，全社会对性文化与性实践的态度明显转变，倡导"存天理，灭人欲"与"饿死事小，失节事大"的观念。一直到明清时期，知识分子难有此方面研究的专著出现，只有非主流的小说如《金瓶梅》《赵飞燕外传》等出现过相关内容。"房中术"不仅没有得到学术上的发展，还被全社会认为是淫荡的文化现象。

2. 房事劳逸与肾主生殖

中医认为"肾"是房事即性活动的生理活动基础，被称为"肾主生殖"，其主生殖的物质基础是"天癸"。天癸关乎人体性成熟、性能力和子嗣的延续。《素问•上古天真论》将"天癸"作为性能力的标识。强调肾气旺盛则"天癸至""月事以时下""精气溢泻"，肾气衰败则"天癸竭""地道不通，故形坏而无子也"。肾主骨生髓，髓通于脑。月经来潮、精气满溢而泻、生殖能力通过肾-脑髓-天癸的生理轴线得以调节，"天癸"起到激素样作用。

女子二七月事以时下、男子二八精气溢泻，即女性14岁、男性16岁时在生理上具备了生殖能力，但女性月经来潮与男性遗精并不能代表身体成熟。其一，"肾气盛"仅仅性成熟而非"肾气平均"的壮盛阶段，生理功能上有待成熟。生理成熟关乎自身健康与优生优育，正如孙思邈在《备急千金要方》中提道："字育太早，或童孺而擅气""生子愚痴，多病短寿"。其二，《周礼》中有"男三十而娶，女二十而嫁"的论述。说明女性到了14岁、男性到了16岁，其心智还不够成熟。心理成熟关乎家庭与社会稳定，正如《泰定养生主论》中指出："古法以男三十而婚，女二十而嫁。又当观其血色强弱而抑扬之；察其禀性淳漓而权变之，则无旷夫怨女过时之瘵也"。人类因为"天癸竭"丧失生殖能力，是因为"肾藏衰"所导致。因此，中医药学注重护肾、养肾、补肾，促进"天癸"分泌，同时，规律的、有质量的性活动也是加强性器官供血供氧的有效手段之一，达到提高性活动水平与质量以及防病的目的。

3. 房事劳逸意义与原则

男女相互依存，正常的性生活可以调节体内的各种生理功能，促进性激素的正常分泌，有利于防止衰老。良好的房事生活可以增强夫妻和谐、婚姻情趣和家庭幸福，所以有人提出"性与生命同在"是有道理的。实践证明，"旷夫怨女"易多病而不寿，独身主义不符合生理规律。正常的房事生活可保持和促进健康的心态，疏散忧郁、苦闷情绪和精神压力，预防疾病和其他不良习惯。健康的性爱可鼓舞人的斗志，它可使人心态更加乐观、积极向上。现代医学调查研究发现，终身未嫁及离婚、鳏寡之男女，乳癌发病率比一般人高，病死率也较高。这说明正常适度、规律协调的性生活对疾病的预防也是有积极意义的。古人对待房事活动的态度分为禁欲、纵欲、节欲三种。房事活动也存在劳逸平衡，如同万物需要避免太过与不及。

禁欲，既是违反自然规律的，又是违背人类天性和生理规律的。《素女经》指出："阴阳不交，则生痛瘀之疾，故幽、闲、怨、旷多病而不寿"。《备急千金要方》中指出："男不可无女，女不可无男，无女则意动，意动则神劳，神劳则损寿，若念真正无可思者，则大佳，长生也。然而万无一有，强抑郁闭之，难持易失，使人漏精尿浊以致鬼交之病，损一而当百也"。这些观点都是反对禁欲的。

关于纵欲，中医学历来认为房事不节，劳倦内伤是致病的重要原因。《史记·扁鹊仓公列传》载病例25个，其中病因于"内"即房劳者有8例之多。因为失精过度或不懂方法，违反禁忌，耗伤精气，导致肾气虚损，致使百病丛生。《黄帝内经》开篇就批评"以欲竭其精，以耗散其真……故半百而衰也"的恣意纵欲行为。孙思邈指出："人年四十以下，多有放恣，四十以上，即顿觉气力一时衰退，衰退既至，众病蜂起……所以善摄生者，凡觉阳事辄盛，必谨而抑之，不可纵心竭意以自贼也"。

关于节欲，这是古人所提倡的。《养性延命录》中提出，"房中之事，能生人，能煞人，譬如水火，知用者，可以养生；不能用之者，立可尸矣"。警示世人房事活动应该有所节制。元朝养生家李鹏飞认为"元气有限，人欲无涯"，提出房事活动"四不可"，即"欲不可绝、欲不可早、欲不可纵、欲不可强"。强调性欲为人伦大事，没有不行、早了不行、多了不行、勉强也不行。同时提出"四有所"，即"欲有所忌、欲有所避、欲有所德、欲有所技"。强调性欲并非肆无忌惮，忌讳冲犯社会道德，避免卫生条件不佳，需要有德行，需要有技术，是值得现代人思考的房事活动原则。

第二节 防患未然

生命只有一次，疾病发生一次就会对身体留下伤害痕迹，身体如机器，修复一次就会磨损一次。因为身体衰老、损伤一旦出现，就不可逆转，避之有时、防患未然，才是上策。

一、治未病文化溯源

"履霜坚冰至"是《周易》坤卦初六的爻辞，寓意踩到了始凝的秋霜，就要知道寒冬即将到来。《资治通鉴》指出："夫事未有不生于微而成于著。圣人之虑远，故能谨其微而治之；众人之识近，故必待其著而后救之。治其微则用力寡而功多，救其著则竭力而不能及也。"任何事都会"微而成于著"，有"圣人之虑远"才会"治其微则用力寡而功多"。

（一）周朝的忧患意识

周朝在其战胜了"有典有册"的商朝的过程中，看到了商纣王无德失天下而亡国，产生了返身修性的忧患意识。

"忧患"的积极意义就在于将忧患意识转化为积极的防御行为，思考"未然之患"正是建立预防行为的思想基础。《易·系辞下》指出："君子安而不忘危，存而不忘亡；治而不忘乱，是以身安而国家可保也。"孟子"生于忧患而死于安乐"的观念代表了这个时期先圣们的思维方式。《鹖冠子·卷下·世贤第十六》记载周朝民间医生扁鹊见魏文王对其三兄弟技艺的描述："王独不闻魏文王之问扁鹊耶？曰：'子昆弟三人其孰最善为医？'扁鹊曰：'长兄最善，中兄次之，扁鹊最为下。'魏文侯曰：'可得闻邪？'扁鹊曰：'长兄于病视神，未有形而除之，故名不出于家。中兄治病，其在毫毛，故名不出于闾。若扁鹊者，镵血脉，投毒药，副肌肤间，而名出闻于诸侯。'"可见防患意识转向医学，是医者水平的直接体现。这是东西方医学的不同之处。

（二）《黄帝内经》中的治未病

《素问·四气调神大论》第一次明确"治未病"理念，指出："上工不治已病，治未病，不治已乱，治未乱。病已成而后药之，乱已成而后治之，譬犹渴而穿井，斗而铸锥，不亦晚乎？"上工"治未病"，张仲景《金匮要略》中将中医药学"治未病"理论在临床运用中进行发挥，指导着几千年来的中医实践，明确了中医药对证运用的时机。朱震亨在《格致余论》指出："与其求疗于有病之后，不若摄养于无疾之先；盖疾成而后药者，徒劳而已，是故已病而不治，所以为医家之怯；未病而先治，所以明摄生之理。如是则思患而预防之者，何患之有哉？此圣人不治已病治未病之意也。"这就是中医不仅讲技术，还要讲策略的缘由。

唐·孙思邈《备急千金要方·卷七十二》曰："上医医未病之病，中医医欲起之病，下医医已病之病。"对医者有上医、中医、下医之分；对疾病有未病、欲病、已病之别。上工、上医才是中医的大智慧。

无论是西医的发展战略还是现代的三级预防思想，与中医的"治未病"思想都有着许多契合之处。"体质三级预防学说"正是中西方医学在"治未病"方面交融和合、推陈致新的成果。

二、治未病临证思维

"未病"，顾名思义，是指未来的病、将可能发生的疾病。治病关键就在于防范，这种防范意识是"治未病"的核心和思想基础。如果把疾病分为未病、欲病、已病（既病），则以养生为目的的无病自调就是未病阶段；已有临床症状而无实验室检查依据的亚健康和有实验室检查依据而无临床症状的亚临床状态就是欲病阶段；临床治疗和康复治疗阶段就是已病阶段。而"治未病"是涵盖了所有未病、欲病、已病各阶段预防为主的思想。

中医治未病，在几千年的临证实践中总结与规范出无病先防、有病早治、既病防变、病后防复的临证思维与策略。如果说颐养天年指的是生命不受伤害的保护措施，那么无病先防、有病早治、既病防变、病后防复的治未病思想，指导着疾病各个阶段所采取的最大利益化措施。从生命颐养与疾病防患双管齐下，在当今全民大健康的背景下有重要的战略地位与现实意义。

（一）无病先防

《黄帝内经》曰："虚邪贼风、避之有时。恬淡虚无，真气从之，精神内守，病安从来。"实际上就是外辟邪气、内养正气、调摄养命的无病先防思维。张仲景《金匮要略》明确提出："若人能养慎，不令邪风干忤经络。"也是"不若摄养于无疾之先"的时机把握。

《易·既济》提到"君子以思患而豫防之"，其"思患而豫防之"的思路是一种处世风格。做事并非"竞逐荣势，企踵权豪，孜孜汲汲，惟名利是务"，而是追求不失败。而若要不失败，需要把握全局，知道可能失败的风险在哪里，一一加以杜绝。这培养的是运筹帷幄的大将风度。在疾病治疗中，就是杜绝可能产生疾病的原因，这也正是当今全民大健康的战略思维。

这一阶段是身体无病，体现在"治未病"的养生学意义——无病自调。中医病因学说认为，疾病的发生是邪正斗争的结果。"扶正"是针对人体正气养生，是因衰而防或无病自调。无病自调的主要内容是对生命机能、规律、习惯、心态的调节，体现在尊重身体自身内在规律性（机能调节），主动提高对大自然的适应能力（规律调节），在生命过程中尽量避免不良干扰（习惯调节），养身与修性同重、形神合一（心态调节）。这一阶段的关键在于稳态调节，养正气，养规律。

（二）有病早治

《素问·刺热》提到："病虽未发，见赤色者刺之，名曰治未病。"《黄帝内经素问集注》解释为："脏气热于内，必先见于色，病虽未发，见其色而即刺之，名曰治未病。"其中，"见其色"是已有疾病先兆，此处所谓"未发"，实际上是已经有小疾征兆，即疾病早期症状较少、较轻的阶段，类似于唐朝孙思邈所说的"欲病"以及今人所谓"亚健康"状态。早期诊断、把握时机、及时处置，对疾病的治疗起着非常重要的作用，这是中医的大智慧。

张仲景在《金匮要略》中明确提出："适中经络，未流传脏腑，即医治之，四肢才觉重滞，即导引、吐纳、针灸、膏摩，勿令九窍闭塞；更能无犯王法、禽兽灾伤；房室勿令竭乏，服食节其冷、热、苦、酸、辛、甘，不遗形体有衰，病则无由入其腠理。"由此可见汉朝对周朝"思患而豫防之"思维在医药学上的发挥与传承。

这一阶段是身体处于疾病早期，体现了"治未病"的病因发病学、亚健康、亚临床意义，属于因病而防阶段。

从病因发病学意义上讲，这一阶段已经存在明确的病因风险，需要祛邪。祛邪是针对疾病邪气有的放矢的手段，是针对病因、环境而防。"治未病"在病因发病学方面的内涵主要体现在有针对性的防御，正如《素问·上古天真论》所谓"虚邪贼风，避之有时"。这一阶段的关键在于有邪必祛，防患于未然。

亚健康状态是指无临床症状和体征，或者有自觉病症感觉而无临床检查证据，但已有潜在发病倾向的信息，身体处于结构退化和生理功能减退的低生活质量与心理失衡的状态。一般来说，亚健康状态以四种形式表现出来，即排除疾病原因的疲劳和虚弱状态，介于健康与疾病之间的中间状态或疾病前状态，在生理、心理、社会适应能力和道德上的欠完美状态，以及与年龄不相称的组织结构和生理功能的衰退状态。亚健康状态也称为第三态，是身体无明显疾病，却呈现活力降低、反应能力减退、适应力下降等状态。主要表现为疲劳、乏力、头晕、腰酸背痛、易患疾病等。此时人体表现为有临床症状而无任何实验室检查指标异常，属"欲病"阶段。正如孙思邈在《备急千金要方》中提到："凡人有不少苦似不如平常，即须早道，若隐忍不治，希望自差，须臾之间，以成痼疾。"由于亚健康是介于健康与疾病之间的一种临界状态，具有双向性，经过合理的调理和维护可以走向健康，而没有足够重视则会导致疾病。这是一种疾病从量变到质变的准备阶段。身体永远是处于不断变化的动态中，即使是健康人也会在一个特定的时期内处于亚健康状态。

"治未病"在亚健康方面的内涵，主要体现在针对第三态的四种表现形式辨证施护、辨证施养，及时调整，重建机能，使身体功能及时恢复到平衡状态，打破"欲病"的链条以杜绝疾病的发生。这一阶段的关键在于主动调控。

亚临床状态是疾病已发生而患者没有任何自觉症状，可出现实验室检查有指标异常而无临床症状的一个特殊阶段。它与亚健康状态不同的是并非"未病"或"欲病"阶段，而是"已病"阶段，属于治未病中有病早治的范畴。《灵枢·贼风》就已指出："此亦有故邪留而未发，因而志有所恶，及有所慕，血气内乱，两气相搏。其所从来者微，视之不见，听之不闻。"例如，随着年龄增加，人体不可避免地会发生血管老化现象，然而导致冠心病相关死亡增加因素的人群的自我知晓率并不高。换言之，绝大多数心血管和脑血管事件发生在自认为"健康"的人群。因此，在人群中高效、准确地识别出已患亚临床动脉硬化的个体，是预防决策的重点，也是早期采取亚临床动脉硬化检测、生活方式干预或用药，以及控制危险因素的依据。"治未病"在亚临床方面的内涵，在于及时阻止疾病发作或加重，或延缓疾病的进展。这一阶段的关键在于及早发现。

（三）既病防变

既病，是疾病已成、已发展到一定阶段。《灵枢·逆顺》指出："上工刺其未生者也；其次，刺其未盛者也……上工治未病，不治已病，此之谓也"。"未生者"是疾病较轻的早期，"未盛者"是还没有传变、还没有加重的阶段，仍在"上工治未病"范畴内。

张仲景在《金匮要略》中以临证常见肝病举例："夫治未病者，见肝之病，知肝传脾，当先实脾，四季脾旺不受邪，即勿补之；中工不晓其传，见肝之病，不解实脾，惟治肝也。"《难经·七十七难》也有相同论述："经言上工治未病，中工治已病……中工者，见肝之病，不晓相传，但一心治肝，故曰治已病也。"凡是肝病必兼健脾已成为几千年临证治疗的必然思维，依然是上工治未病之举。

这一阶段，疾病已成，体现在"治未病"的临床预防学意义，属于既病防变阶段。

当疾病已经发生，既有了临床症状，又有了病理改变，也有了实验室检查指征，这是典型的"已病"阶段，意味着身体已经出现损伤，必须进行修复。然而疾病有轻或重、缓或急、易复发或不易复发、可逆转或不可逆转、单纯或复杂之分。病情轻者应防加重，病情重者应防恶化，急性病应防拖延成慢性病，慢性病应防并发症、后遗症，易复发者应防发作，不易复发者应防治疗不彻底，可逆转者应防拖延，不可逆转者应防进展，病情单纯者应防复杂，病情复杂者应防演变等，并不等于得病后就无"未病"可治。"未病"的含义在于疾病各个环节上的前瞻性。"治未病"在临床预防学方面的内涵，在于将"治未病"的概念落实到疾病治疗的各个病理改变的环节上，步步为营、节节防范。这一阶段的关键在于医者水平与患者对疾病治疗方案的认同度。

（四）病后防复

《素问·热论》指出："病热少愈，食肉则复，多食则遗，此其禁也。"也就是说在《黄帝内经》时期，医者就已经很明确地知道疾病小愈有反复与后遗的风险，而且发现了温热性疾病反复与后遗的因素在于强食与食肉，并开始体现在有效防御的措施之中。临床痊愈只是疾病的一个阶段，犹如术后恢复、产后恢复、大病初愈的恢复，都是"治未病"的"上工"之策。

这一阶段是身体处于疾病临床痊愈阶段，体现了"治未病"的临床康复学意义，属于既病防变阶段。

所谓临床康复，是疾病发生后功能恢复防致残、防后遗的过程。从康复医学的三级预防目的分析，一级预防是防病的发生，不属于临床康复范畴内；二级预防是已病后防加重、防致残及病后功能障碍；三级预防是伤病后已致残、已后遗，需及时恢复功能避免原发病反复发作，达到残而不废。病后防复的关键在于疾病已成后的节节防范，贯穿于疾病发生后的临床治疗与康复阶段。中医所谓防疾病复发的防"食复""劳复"仍是临床康复的重要补充。"治未病"在临床康复方面的内涵，在于及时阻止疾病致残、后遗、复发。这一阶段的关键在于各个病理改变环节上的前瞻性。

三、治未病临证实践

2008 年 1 月 25 日，由国家中医药管理局主办的首届"治未病"高峰论坛暨"治未病"健康工程启动仪式在北京举行，时任国务院副总理吴仪出席论坛。目前全国各地中医院大都设有"治未病科"，广泛开展了治未病工作。

治未病临证实践区别于一般临床疾病诊疗。其重点是在防患思维指导下对无病或有病因风险、早病（亚状态、亚临床）阶段的临证实践，是一个需要针对性设计的系统工程。科学普及宣传、检测配合调理、推进剂型改革、设置合理的医疗保险都是实践中值得注意的环节。

（一）科学普及宣传

科学普及宣传是治未病工程中不可缺少的一环，《灵枢·师传》曰："人之情，莫不恶死而乐生，告之以其败，语之以其善，导之以其所便，开之以其所苦，虽有无道之人，恶有不听者乎。"利用"人之情，莫不恶死而乐生"的基本心理，对疾病预防进行科普，宣传其危害性与防护前景，在引起人们重视疾病危害性（"告之以其败"）的基础上，指出可以调治的前景（"语之以其善"）。实践中较为成功的案例就是"冬病夏治"。中医"冬病夏治"来自于《素问·四气调神论》中"春夏养阳"的理论。针对在冬季容易发生或加重的疾病，尤其是冷空气过敏性疾病，在夏季采用温阳散寒的措施进行干预。此项目在全国各地的开展有赖于"春夏养阳"理论的广泛普及宣传，只有人们意识到冬病的危害，知道夏季养阳的好处，"冬病夏治"的项目才会蓬勃发展。

值得注意的是，"冬病"发作人群规模比较大，而且对于鼻炎、哮喘、过敏等冬季冷空气过敏性疾病，人们最担忧的是临床痊愈后的下一次复发。正是因为有下一次的复发可能，才引发人们对避免复发措施的重视。还有如心脑血管意外引起的心肌梗死、中风，骨质疏松症引起的骨折等疾病，对于有些患者来说也许只有一次发作机会，一旦发生就会导致患者死亡而没有逆转的可能性。这类疾病的危害远远大于"冬病"。但是人们往往因为风险意识不足而忽略这类疾病，这也是此类事件发生率居高不下的原因之一。

还有值得提醒的是，对科学知识偏听偏信、走极端也是需要注意的现象。如血管壁结构的改变是各种心血管事件发生的基础，其中，血液胆固醇含量升高是高危因素。然而不少人缺少疾病的相关知识，如有些人对自身胆固醇指标知晓率低；有些绝经期妇女因擅自素食而出现骨折；有人认为三七能够活血化瘀，清除心脏、肝脏脂褐素就大量服食，造成肝脏毒性反应；有些人对降低胆固醇或防护骨质疏松症应融入日常生活不予认可。这些现象均是无知的结果，更说明科学普及的重要性。

此外，随着社会进步，生活、学习、工作节奏加快，科普推广宣传形式需要跟随社会的发展步伐。电视节目符合老年人的需求，而短视频符合青年人的需求。只要是符合国家宣传政策的手段，都需要与时俱进，才能让中医药的普及满足社会各类人群的需要。

（二）检测配合调理

"治未病"在科学普及宣传的基础上，更在于"导之以其所便"，提供治未病方案与手段，并且"开之以其所苦"保持所提供方案与手段的效果。

同样以血管壁结构的改变为例。相关现代技术检测的动脉血管形态学与血液生化指标改变更能客观反应身体当下状态。活血化瘀、软坚化痰、益气通络就成为必要的方案。改变生活习惯，疏通经脉，改变饮食结构，服用具有活血化瘀、软坚化痰、益气通络功效的药物就是方法与手段，持之以恒就会有"开之以其所苦"的效果。又如骨质疏松症，现代骨密度检测可以客观反映骨质流失的情况，有效补钙可以防止骨钙继续流失，中医药适宜技术可以强壮骨质，这就是骨质疏松症的治未病方法与手段。

所以，治未病落实到每个疾病有各自不同的检测与调理方法，涉及到现代检测手段、中医药外用适宜技术（针灸、火罐、贴敷、熏洗、浸泡、推拿、按摩、正骨、整脊、穴位埋线等）与内服药相互配合的综合调理方案。

（三）推进剂型改革

"治未病"最具防患意义的阶段是在"无病""早病（亚健康、亚临床）"阶段，此阶段内的服药目的是针对衰老的生理改变（皱纹、褐斑、虚弱等）或病理改变（骨质疏松、肥胖、三高等）。许多治未病项目，如心脑血管疏通防患心脑血管意外、围绝经期补肾壮骨防患骨折、补气血防患退化等，都是融入日常生活的长期工程，如何使药物剂型选择达到利益最大化，需要提上议事日程。

对于药效持久、药力缓和、添加剂少、服用方便的药物，为顾护脾胃功能，选择"生药熟吃"是明智的做法。

本草药物传统剂型主要是丸、散、膏、丹、酒、露、汤、锭八种，现代又增加了片剂、冲剂、针剂、胶囊剂、气雾剂、颗粒剂等现代剂型。汤剂、丸剂、散剂、膏剂、酒剂是最常用的传统剂型，冲剂、片剂、胶囊剂是最常用的现代剂型。

1）汤剂：是最中医常用的剂型，所谓"汤者荡也"。处方药物加减方便灵活。生药熟吃，易吸收且奏效快。但存在煎煮麻烦、不易保存与携带等不足之处。

2）丸剂：为药材细粉加黏合剂或药材提取物与赋形剂制成的圆球状剂型。体积小，便于携带，药力持久，适合治未病项目中长期调理使用。但存在水丸长时间储存会崩解、蜜丸长时间储存会霉变等问题。

3）散剂：是药材均匀混合而制成的干燥粉末。其加工简便、易于吸收。"煮散减半"还可以生药熟吃，节约药材。然而，直接吞服散剂未能做到"生药熟吃"，而且吞服散剂会出现"满嘴转"的状态。煮散包煎虽然可以解决上述问题，但"煮"又会出现环节上的繁杂，而且芳香性成分容易挥发而影响疗效。

4）膏剂：是将药物用水或植物油煎熬浓缩而成的剂型。膏剂对季节的选择性与人的体质有一定要求，更适宜秋冬季滋补，对肥盛痰湿体质与"三高"人群不一定适合。

5）酒剂：是以白酒（乙醇含量 50%～60%）或黄酒（乙醇含量约 15%）为溶媒浸泡药物所得的剂型。久贮不坏，内服外用均可。其特点是用量少、吸收好、奏效快。但只适用于寒性、虚性疾患，不适合用于不宜饮酒者。

6）冲剂：是指将药材或提取物制成的干燥颗粒状制剂，由汤剂、糖浆剂和浸膏剂发展而来，服用方便，味道好，适合用于慢性调理。不足之处是含糖量高，容易回潮，药剂中赋形剂比例较大。

7）片剂：是目前临床应用比较广泛的一种剂型。根据药粉与浓缩浸膏的比例制成生药片、浸膏片、半浸膏片等。片剂具有体积小、剂量准确、质量稳定、服用及携带方便等优点，但存储不当也会崩解。

8）胶囊剂：其优点是可以装熟药粉，但缺点是胶囊的胶质不易消化。

9）低温萃取剂：在低温下对药物中的有效成分进行萃取获得的剂型。低温萃取技术被广泛用于生物、医疗、食品、美容等产业。在强调健康与养生生活方式的今天，该技术具有其重要性与前瞻性。其操作温度低于 60℃，不使用对人体有害的溶剂、添加剂，可充分保留药物中有效成分的活性与香气，具有高效、环保、安全、有效的特点，但成本略高。

（四）设置合理的医疗保险

医疗保险一般指基本医疗保险，是为了补偿劳动者因疾病风险造成的经济损失而建立的一项社会保险。基本医疗保险制度的建立和实施聚集了用人单位和社会成员的经济力量，再加上政府的资助，参保人员患病就诊发生医疗费用后，可以使患病的社会成员从社会获得必要的物资帮助，减轻其医疗费用负担，防止患病的社会成员"因病致贫"。

医疗保险作为社会补贴，发生在"参保人员患病就诊发生医疗费用后"，是用于"已病"之后，而非"无病"和亚健康、亚临床的"未病"阶段。在治未病理念上，需要培养自己生命靠自己养的消费理念，而非靠医保"救命"的意识。

随着我国社会老龄化进程加快，一方面养老金支出增加，养老、社会服务等方面的需求越来越大，另一方面老年人体能下降、容易生病，医疗卫生消费支出的压力越来越大，使得社会负担加重。养老经济保障、提高人口"夕阳"时段的风险抵御能力、家庭养老和社会养老结合、为老年人再就业创造条件、积极发展老龄产业等亟需提到议事日程。

其中，自觉提高人口"夕阳"时段的抵御风险能力，在于不生病、少生病、不生重病。做到如此状态，首先要有防患意识，与其"已病"后想办法如何报账，不如未病先防，"治未病"才是最明智的选择。

第三节 以 平 为 期

生命生存于大自然动态平衡之中。四季寒暑往来、昼夜黑白变化、万物动静呈现，都是一种动态中维持生命状态的平衡。《黄帝内经》曰："阴平阳秘，精神乃治，阴阳离决，精气乃绝。"因此，中医将阴阳动态平衡关系被打破的状态视为疾病，将调整阴阳视为治病手段，临证目的自然是"以平为期"。其借助的药物、食物、手法等治疗手段自然是也分阴阳，力求帮助身体恢复到平衡状态。

然而，平衡并非一蹴而就，一定是生命过程各种因素的总和。

一、阴阳动态求平衡

《大学》指出："致中和，天地位焉，万物育焉。"天地的运行，万物的生育，都离不开"平和中正"。大自然寒暑来往，风调雨顺则庄稼丰收，《晏子春秋》指出："和则年谷熟。"同理，人体也需要平和稳态，才能不失安稳。因此，中医将健康之人称为"平人"，《素问·平人气象论》指出："平人者，不病也。""平人"就是阴阳平衡之人。

"平"针对不平而言，《素问·阴阳应象大论》指出，疾病产生就是"阴胜则阳病，阳胜则阴病"，即阴阳失去了相互维系的动态平衡关系。因此，治疗目标在于平衡阴阳。《素问·三部九候论》直接强调："无问其病，以平为期。"《素问·至真要大论》曰："谨察阴阳所在而调之，以平为期"，"平"就是健康目标、调理目标、治疗目标。

平衡不是固定不变的。人体从小到老，就阴阳而论，出生时生机勃勃，阳气旺盛，直到青年时都是爱动爱跑，时值壮年才会达到四平八稳状态。然而，人到老年，身体衰弱，阳气也随之减弱，不平衡、不稳定风险再次显现。

《灵枢·天年》指出："岐伯曰：'人生十岁，五脏始定，血气已通，其气在下，故好走；二十岁，血气始盛，肌肉方长，故好趋；三十岁，五脏大定，肌肉坚固，血脉盛满，故好步；四十岁，五脏六腑十二经脉，皆大盛以平定，腠理始疏，荣华颓落，发颇斑白，平盛不摇，故好坐；五十岁，肝气始衰，肝叶始薄，胆汁始灭，目始不明；六十岁，心气始衰，苦忧悲，血气懈惰，故好卧；七十岁，脾气虚，皮肤枯；八十岁，肺气衰，魄离，故言善误；九十岁，肾气焦，四脏经脉空虚；百岁，五脏皆虚，神气皆去，形骸独居而终矣。"十岁"好走"、二十岁"好趋"、三十岁"好步"，都是身体在阳气旺盛的运动状态；四十岁"好坐"是趋于稳定的状态；而五十岁"目不明"、六十岁"好卧"、七十岁"皮肤枯"、八十岁"言善误"、九十岁"百脉空虚"、一百岁"神气皆去"、生命耗竭，表示着生命功能逐渐衰退、功能下降的阶段。

由此可知，生命是动态的，各个年龄阶段阴阳状态都会不同，长期处于不断变更的状态。而且几十年乃至百岁的生活过程中，环境、情绪、饮食、劳逸等各种因素都可以干扰阴阳平衡的状态。因此，在生命过程中不断维护平衡状态就等于保护生命。

二、药食气味求平衡

疾病产生是由于阴阳失调，《黄帝内经》曰："寒者热之，热者寒之，微者逆之，甚者从之，坚者削之，客者除之，劳者温之，结者散之，留者政之，燥者濡之，急者缓之，散者收之，损者温之，逸者行之，惊者平之，上之下之，摩之浴之，薄之劫之，开之发之，适事为故。"其"适事为故"在于实现治疗目的"以平为期"所用的药材与食材自然是调平能力的体现。《素问·阴阳应象大论》首先将药食气味分阴阳，指出："辛甘发散为阳，酸苦涌泄为阴，咸味涌泄为阴，淡味渗泄为阳。六者或收或散，或缓或急，或燥或润，或软或坚，以所利而行之，调其气使其平也。"

《吕氏春秋》指出："天生阴阳、寒暑、燥湿，四时之化，万物之变，莫不为利，莫不为害。圣人察阴阳之宜，辨万物之利以便生。"中医治病，对象是人体生命，而非疾病本身。考虑的是当下生命利益最大化。由此可见《素问·至真大要论》"以所利而行之，调其气使其平也"正是受到中国先秦传统文化"圣人察阴阳之宜，辨万物之利以便生"思维方式影响，"以所利而行"达到"使其平"的"生"目标。

《药鉴》指出："药推寒热温凉平和之气，辛甘淡苦酸咸之味，升降浮沉之性，宣通补泻之能。"因此，我国药材使用在于气味，而非成分，这是我国植物药使用的最大特色。并且，几千年来药物的使用是在中医阴阳平衡理论的指导下进行的，药物之气分寒、热、温、凉四气，药物之味分酸苦甘辛咸五味，称之为"四气五味"，通过"寒者热之，热者寒之"以偏纠偏达到"使其平"的目标。

《药鉴》强调："凡用其味，必用其味之可否。若用其气，必用其气之所宜。识其病之标本，及脏腑寒热虚实微甚缓急，而用其药之气味，随其症而取方也。"临证处方就在于一种权衡，权衡处方寒热温凉之气与患者体质寒温适宜与否，权衡处方五味升降出入之气与患者体质与气机作用方向适宜与否，找到调平的最佳结合点。

平，是目标；调，需要借用药材工具。因此，药食利用的就是药物自然具备的四气五味的偏颇。

三、三因制宜求平衡

三因制宜，因时、因地、因人，是易学三才思维在中医学的体现，也是几千年中医整体观念在临证治疗思想的体现。"因时"是依据当下季节气候考虑处方寒、热、温、凉与酸、苦、甘、辛、咸、淡等是否与天时温燥相适宜；"因地"是依据当下所处地区考虑处方用药是否与地区气候相适宜；"因人"，是依据临证对象考虑处方用药是否与临证对象的体质特点相适宜。

如此，基于天时、地貌、人体之间的协调性，拿捏用药分寸，在把握处方药材四气、五味乃至药材剂量之间达到调平目标。

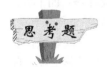

1. 中医对待生命的态度有什么策略？

2. 颐养天年包括哪些必要的日常因素？

3. 防患未然包括哪些环节？

4. 中医药"以平为期"体现在哪些方面？

第五章　中医药临证文化

导学

　　中医药临证文化，是指临证活动中针对生命整体观念、正气存内、化不可代等最基本的思维方式，以及临证健康标准、诊断思维、辨证思维、施治思维、技术手段的文化理念。

　　本章主要讨论生命救护整体观念、正气存内、化不可代理念与临证运用解决健康标准、诊断思维、辨证思维、施治思维、技术手段的相关文化理念。

　　本章学习目的在于掌握整体观念、正气存内、化不可代理念与临证运用解决健康标准、诊断思维、辨证思维、施治思维、技术手段的相关文化理念。

第一节　临证理念文化

　　中医看病，并非关注点在"病"，更在于疾病当下所辨之"证"。证，疾病产生之理，是确立治法、处方用药的依据，诊治疾病被称为"临证"。

　　辨证施治，就在于辨别患者所面临之"证"。而解决"证"的立足点，取决于辨证者的思维理念，即是"以医见道"的过程。然而几千年来的中医药临证实践，确定了临证的基本思维方式，无论是健康标准，还是诊断疾病、治疗疾病的医学活动全过程，整体观念、正气存内、化不可代的思维是临证基础。

一、整 体 观 念

　　整体观念，简单而言，是指人体本身整体性与大自然整体性、人类社会整体性息息相关。然而，临证是否具备整体观念考量着医者对传统文化与中医药文化的认知水平。这个整体主要反映了人内在整体性与人体外在整体性两个方面。

（一）人体内在整体性

　　人，是一个五脏中心、经络联系的有机整体。人体内在整体性表现在五脏表里自成体系与五大体系功能协同两个方面。

1. 五脏表里自成体系

　　五脏表里自成体系，经络从脏腑发出，通过循行路线建立表里络属关系，其华、其窍、充养等联络关系构成以心系、肺系、脾系、肝系、肾系等五脏为中心的五大系统。依据《素问·六节藏象论》，心与小肠相表里、其华在面、其充在血脉、开窍于舌；肺与大肠相表里、其华在毛、其充在皮肤、开窍于鼻；脾与胃相表里、其华在唇、其充在肌肉、开窍于口；肝与胆相表里、其华在爪、其充在筋膜、开窍于目；肾与膀胱相表里、其华在发、其充在骨髓、开窍于耳。

临证看似简单的咳嗽、哮喘，从脏腑表里络属关系分析，有可能是大便不畅，腑气熏脏，导致肺气上逆造成的；从肺脏络属关系分析，可能出现鼻翼翕动、声息加重、皮肤发红、温度上升等症状。大便不畅可问，鼻翼翕动、皮肤发红可见，声息加重可闻，温度上升可切，如此望、闻、问、切验证，以病理改变结果证明生理关系存在，指导着几千年来的临证实践。

2. 五大体系功能协同

五脏体系并非各自为政，相反，五脏为了一个目标呈现出共同协同作用。饮食入胃，经胃受纳与腐熟，脾气升清到肺，在肺接受大自然清气合成宗气（气血）由肺布散周身，糟粕经由肾所主宰二便开合排出体外。整个过程不仅是脾、胃、肺、肾的协调，还需要心系供给每个脏腑气血做功与肝系保证气血运行路线畅通，是五脏共同协调的结果。

《素问·灵兰秘典论》以国家治理官职的相互配合关系比拟脏腑功能："心者，君主之官也，神明出焉。肺者，相傅之官，治节出焉。肝者，将军之官，谋虑出焉。胆者，中正之官，决断出焉。膻中者，臣使之官，喜乐出焉。脾胃者，仓廪之官，五味出焉。大肠者，传道之官，变化出焉。小肠者，受盛之官，化物出焉。肾者，作强之官，伎巧出焉。三焦者，决渎之官，水道出焉。膀胱者，州都之官，津液藏焉，气化则能出矣。"并强调："凡此十二官者，不得相失也。故主明则下安，以此养生则寿，殁世不殆，以为天下则大昌。主不明则十二官危，使道闭塞而不通，形乃大伤，以此养生则殃，以为天下者，其宗大危，戒之戒之。"由此可见，相互协调是生命整体活动的基本条件。

生命过程，是每个脏腑共同参与、协同努力的结果。疾病产生自然会呈现出多因素、多脏腑功能失调状态，而非单一因素。治病也就不可能不去发现相关联问题、不去协调相互关系，而并非只知道单一表面症状、简单对症处理就可以完成。这也正是考验医者水平的地方。

一个看似简单的咳嗽、哮喘，必然原因一定是肺气上逆。但是引起肺气上逆的原因，可能是外邪袭肺的风热犯肺或风寒犯肺，也可能是木火刑金的肝火犯肺，也可能是土壅金浊的脾湿壅肺，也可能是肾虚不纳的上盛下虚，还可能是心脉瘀阻的肺气不宣。《素问·咳论》曰："五脏六腑皆令人咳，非独肺也。"中医几千年来形成的认识，通过可问、可见、可闻、可切的"四诊合参"，最终得出一个能够合理解释所有症状出现的缘由（理），这个"理"就是疾病的内在规律。依据"理"确立不同治法（法），再根据治法选方（方）用药（药），中医看病就是以理、法、方、药思维过程实现"以医见道"、辨证论治。

（二）人体外在整体性

人体外在整体性，是人体自身整体与外界环境之间的联系建立。外在环境主要是大自然生存环境与人类社会活动环境。中医强调主动顺应天时、主动适应人类社会的"合天时"与"合人事"的观点。

1. 人体与自然的整体性

人以五脏为中心，五脏通五季，《素问·六节藏象论》指出："心者……通于夏气。肺者……通于秋气。肾者……通于冬气。肝者……通于春气。脾胃……通于土气。"说明在中医理论奠基之初，人与自然的关系通过五脏与春、夏、秋、冬、长夏的关系已经明确建立：其一、人体之气与四季之气息息相通。春暖，人气初生；夏炎，人气阳旺；秋凉，人气平和；冬寒，人气阴寒。其二，四季（含长夏）与大地东、西、南、北、中五方对应，春暖，东风和煦；夏炎，南方烈日；长夏，中央湿闷；秋凉，西风凛冽；冬寒，北风雪飘。这种理念超越了脏腑仅是简单地与大自然相通概念，而是把人体五脏之气与天时、地利相融合，建立起时空医学的概念。

《黄帝内经》将养生分为四个水平层次：第一、"真人者，提挈天地，把握阴阳"；第二、"至人者，淳德全道，和于阴阳，调于四时"；第三、"圣人者，处天地之和，从八风之理"；第四、"贤人者，法则天地，象似日月，辨列星辰，逆从阴阳，分别四时，将从上古，合同于道"。其均强调"人以天地之气生、四时之法成"的"合天时"观点。确定中医将人体研究置身于大自然现实的生活环境中，而非实验室模拟的环境中。这是中西方医学对人体研究最大的不同之处。建立人体研究置身于大自然的理念，才会研究大自然对人体的各种影响因素，才会发现显微镜下发现不了的外邪"六淫"，以及祛风、散寒、解暑、除湿、润燥、灭火的治疗方法与对应的药材、食材、手法等解救措施。

2. 人体与社会的整体性

人，不仅是自然人，更是社会的人。每个人在生命过程中除了依附于家庭，更需要依附于社会。在社会活动中，人体必然产生情感交流与情绪反应，中医将其归为"七情"。"怒伤肝、思伤脾、悲伤肺、恐伤肾、喜伤心"明确了情绪变化与脏腑的直接关系。每一种情绪直接影响着脏腑气机变化。《黄帝内经》曰："适嗜欲于世俗之间，无恚嗔之心，行不欲离于世，被服章，举不欲观于俗，外不劳形于事，内无思想之患，以恬愉为务，以自得为功，形体不敝，精神不散，亦可以百数。"因此，人体的情绪活动状态同样成为临证关注要点。其一，五脏不仅仅是生理功能器官，还是一个情绪活动单位，由此建立"五神脏"的概念。看病更在看人，更需要考量其社会适应中情绪变化对身体的影响；其二，强调"合人事"的观点，适应社会也是身体体质能力之一。

综上，人是以五脏为中心通过经络联系内外的有机整体，这个整体不仅与大自然息息相通，而且与人类社会息息相通。因此，人的体质也就反映在人体自身脏腑功能的统一性与大自然和人类社会的协调关系上，体现在与大自然和谐（合天时）、与人类社会和谐（合人事）的适应能力上。

整体观念是落实在临证实践的行为体现，并非一个简单的概念，而是指导临证实践的行为准则，具体落实在"三因制宜"原则上。

二、正　气　存　内

"正气存内"源自《素问·刺法论》："正气存内，邪不可干。"将疾病产生的因素视为"邪气"，将人体抗御疾病的能力称为"正气"，强调瘟疫发生总与自身"正气"不足相关，延伸到大凡疾病发生，每每与人体正气不足相关联，正所谓"邪之所凑，其气必虚"。

大自然中的风、寒、暑、湿、燥、火，人类社会中的"不如意"客观存在，也就是邪气客观存在。不是每个人都会罹患同样的疾病，总有一些人群更容易受到病邪侵犯，成为易感人群。"易感"总与自身不足密切相关。犹如过敏性疾病，不是责难引起过敏的因素，更需要反思自身与外环境协调平衡能力。立足防患思维、鼓舞自身正气、降低易感风险，才是明智的应对之策。而面对"易感"置之不理、任其感受，或仅仅责难"易感"的外因，不仅是越发"易感"，更会加重疾病态势。

人体生存依赖的是"正气"，人体自身"正气"事关疾病产生，即便是在痊愈与康复过程中也同样起到至关重要的作用。

中医将疾病产生与发展的机制视为"正邪斗争"。"正"与"邪"是一个问题的两个方面，而矛盾的主要方面是"正气"。正气足则不容易感受疾病。即便感受疾病，正气充足，邪气也难以滞留，恢复也较容易。因此，生命过程重视保护、培育自身正气的思维方式才是立命、益寿、延年的思维方式。

三、化　不　可　代

化不可代，出自《素问·五常政大论》。"化"，谓造化。造化之气不可以人力代之。生长收藏，各应四时之化，也非人力所能及。因此，不能违背万物自然生化的规律，并强调身体自强能力。

其一，大自然四时变化带来万物生化之机。

这种大自然造化万物的能力体现在春、夏、秋、冬各个时间节点下万物生、长、收、藏的变化规律上，人为力量不可能随意改变。因此，《黄帝内经》强调"化不可代"的同时也强调"时不可违"。

人与天地相参，人体变化同理。饮食纳入化为气血、依赖的是身体自身造化能力，而这种变化同样有时间节点的规律，如饮食入胃有必需的受纳、腐熟时间，有脾气提取精华与胃降泄糟粕的升清降浊时间，有食物精华升清入肺与肺吸入天之灵气合成宗气的时间，有宗气由肺脏"水精四布、五经并行"的时间，有二便分消前后二阴的时间。即便是药物进入人体发挥作用，也需要有时间。而且所有变化都有时机把握问题，犹如长高需要在骨骺闭合之前、调经需要在卵巢功能尚存时。因此，借以时日、遵从变化规律，把握时机，维护、保护、培育身体自身造化能力，才是临证维生的上策。

其二，造化之力不能取代，靠的是万物本体自强能力。医生与药物只能在患者身体造化的基础上发挥作用，而不能取代患者身体造化。

比如便秘，药物只能一时应急，目的在于通泄腑气之急，恢复腑气畅通的正常生理状态，但并非赖以维持的方法。如果依赖药物取代通泄功能，自身排泄功能会自然退化，反而会消耗生命。又如心肺复苏，仅仅是一种应急抢救技术，并非维持心脏搏动的方式。

再以糖尿病为例，血糖增高是其主要症状。控制血糖的方法有减少糖分摄入量、提高血糖转化利用、排泄多余糖分等。然而控制摄入量与增加排泄量都是治标之法，没有真正解决血糖升高的缘由，而提高血糖转化利用率显然才是关键。《医原》明确指出："脾胃因散输不力，小肠亦变化机迟，所进谷食皆化糟粕，不化津液，所以屡解不尽。"饮食入胃，糟粕与津液的转化在于脾主升清作用的发挥，这个过程称为脾的"气化"作用。脾主升清的"气化"作用发挥越好，津液转化率越高，身体对血糖的利用率就越高，产生的代谢糟粕物质则自然减少。脾主升清的"气化"功能显然对进食后津液的转化起到关键作用。采用健脾益气增强"气化"功能，成为提高身体利用糖分的关键。立足以人为本，考虑的是不可取代的身体自身利用能力。胰岛素使用也可以提高津液的转化率，然而依赖的是外在药物而非自身的自强能力。

因此，临证时维护身体自身生化、气化、造化能力，减少磨损与破坏，补充因虚弱、退化引起的消耗与不足，延缓退化速度是可能的，这成为临证全过程的思路。

综上，中医临证理念在于整体思维的建立，强化浩然正气战胜邪气，而医生与药物是在身体自强不息基础上的辅助之举。

第二节　临证健康文化

临证所辨之证，必定是有问题之征象分析而确定的"证"。调理目标在于"以平为期"。那么，"以平为期"必定需要明确健康平和的标准。

在"故能长久""长有天命""气立如故"的目标下，《灵枢·天年》提出"五脏坚固，血脉和调，肌肉解利，皮肤致密，营卫之行，不失其常，呼吸微徐，气以度行，六腑化谷，津液布扬，各如其常，故能长久"。《素问·生气通天大论》提出"谨和五味，骨正筋柔，气血以流，腠理以密，如是则骨气以精，谨道如法，长有天命"和"是以圣人陈阴阳，筋脉和同，骨髓坚固，血气皆从；如是则内外调和，邪不能害，耳目聪明，气立如故。"所讨论涉及体表筋骨肌肉、内在脏腑中心、身体经脉络属、生命功能状态等方面，核心在于"各如其常"。

一、骨正筋柔、肌肉解利（五体）

《灵枢·本神》讨论人体生命的形成，指出："人始生，先成精，精成而脑髓生，骨为干，脉为营，筋为刚，肉为墙，皮肤坚而毛发长，谷入于胃，脉道以通，血气乃行。"骨骼、筋膜、肌肉、腠理、皮毛等形成人体外在架构。

1. 骨正筋柔

"骨为干"，类似房之栋梁，需要端正，拔伸挺直，由肾主宰，是整个身体的支撑；"筋为刚"，筋为骨之约束，类连接房屋栋梁的钢筋，同时具备"绕指柔"的韧性，需要刚柔并举，由肝主宰，是全身肌肉端头保护、关节屈伸灵活的筋膜。肾藏精主骨、肝藏血主筋，精血互生，肝肾同源，筋骨健强，成为人体顶天立地的支撑。五脏六腑依赖筋膜联系骨骼形成的胸腔、腹腔、盆腔并盛装在其内。

2. 肌肉解利

"肉为墙"，指肌肉，类似房屋之墙体，贴附在筋骨连接的支架之上，共同保护人体内脏组织。需要丰满充实，弹性十足，由脾主宰。肌肉解利，在于肌肉通畅弹滑的状态。膜者，是三焦通会元真之处，为血气所注；理者，是皮肤脏腑之文理也。腠理需要致密，起到坚实的对外屏障作用，依赖脾肺固护。皮毛，附着于皮肤，需要光泽顺滑，由肺主宰。

因此，骨干端正、筋膜柔韧、肌肉丰满、腠理致密、毛发光泽，共同构成内在脏腑在体表的保护框架。看似身体外部架构，实则五脏中心的功能所为。骨正、筋柔、肌丰、腠密、毛顺等都是"不失其常""谨道如法"的结果，也是临证时骨骼、筋膜、肌肉、皮肤、毛发调理的目标与健康参照标准。

二、五脏坚固、六腑化谷（脏腑）

五脏与六腑相表里，形成人体生命中心。五脏坚固，是强调生命活动中五脏的中心地位，而生命总在饮食代谢、固护胃气中延续。其一，生命启动在于"谷入于胃，脉道以通，血气乃行"；其二，生命延续在于"饮食入胃，以养其中，化为元精，则神气不离，形液日益，盖所以续阴阳禀受之有限，而使之无穷也"；其三，生命结束在于"人以水谷为本，故人绝水谷则死"。

两千多年前的《黄帝内经》就已经明确了"五谷为养"。中华民族从神农尝百草、发明农耕，到形成以黄河流域小麦、长江流域水稻、草原地区牛羊为主的三大饮食区域，奠定了中华民族独具特色的饮食基础，《一得集》指出："万物之性，中正和平者，亦莫如谷。故人虽百年而不厌其常食也。"

其一，生命启动需要谷入于胃，《灵枢·本神》明确"谷入于胃，脉道以通，血气乃行。"只有谷入于胃，转化为气血，通过脉道畅通、流行全身，才能启动生命活动；"谷入于胃"是生命启动的先决条件之一。

其二，生命延续在于"饮食入胃，以养其中，化为元精，则神气不离，形液日益，盖所以续阴阳禀受之有限，而使之无穷也"。《儿科醒》指出"饮食者，人之所赖以生者也。人非饮食，何以生乎"。

其三，判断生命存活也在水谷，《素问·平人气象论》明确"人以水谷为本，故人绝水谷则死"。

因此，饮食物代谢是生命过程中的主要活动，依赖脏腑功能生生化化。五脏坚固，六腑化谷，转化为精华，充养到全身。正如《灵枢·营气》所谓"营卫之道，纳谷为宝"才是立命之道。

1. 五脏坚固

人以五脏为中心，脏腑各有功能，相互配合完成食物精华的产生、利用，以及糟粕的排泄，支撑最基本的生命活动，参与人类社会活动。

"五脏坚固"之"坚"，在于五脏本体健强、功能正常。心为君主之官主血脉、肺为相傅之官主呼吸、肝为将军之官主疏泄、脾为仓廪之官主生化、肾为作强之官主藏精。五脏各司其职、相互配合完成生命活动。五脏本体健强、功能正常，自然生命活动正常。

"五脏坚固"之"固"，在于五脏功能固守藏精的作用。《素问·五脏别论》指出："五脏者，藏精气而不泻"，心藏神气、肺藏宗气、脾藏营气、肝藏血气、肾藏（精）元气。强调五脏储藏精气"藏而不泻"的特点。

2. 六腑化谷

脏腑功能生生化化，生化对象是五谷，转化内容是谷物精华。然而剩余的糟粕同样需要代谢出体外。《素问·五脏别论》指出："六腑者，传化物而不藏"。胃（食物）、小肠（腐熟之食物）、大肠（食物糟粕）、胆（助消化之胆汁）、膀胱（食物糟粕汁液）、三焦均是通道，强调"泻而不藏"的特点。食物糟粕依赖六腑最后传到体外，成为维护生命的一项主要生理活动。

综上，脏腑相互配合从饮食过程完成五谷转化、精华汲取与固存到五脏，糟粕通过六腑化谷排泄于体外。脏腑各自具备"藏精气而不泻"与"传化物而不藏"的特点。临证时，尊重脏腑藏泻特点就是保护脏腑健康。

三、血脉和调，津液布扬（经脉）

气血，是脏腑活动产生的生命活动基本物质。《素问·调经论》指出："人之所有者，血与气耳。"气血运行在血脉之中。血脉内连五脏、外络肌肤，所有组织器官均有血脉连通。"脉为营"之"脉"是沟通人体内外、四通八达的经络系统，脉道中气血运行供给脏腑与全身营养。依赖血脉运行气血到全身，身体各器官才能发挥正常生理功能。

1. 血脉和调

《素问·至真要大论》指出："气血正平，长有天命。"气血之正，在于气血充足与血脉畅通无阻碍。气足，则阳旺气化充分、造化无限；血足，则神旺精力充沛。气血足并非逆乱瘀阻，平和畅通才能供血、供氧到全身，如此人体才能安定平和，活到大自然赋予人类的自然寿命。

《素问·调经论》明确阐述："五脏之道，皆出于经隧，以行血气。血气不和，百病乃变化而生，是故守经隧焉。"气为血之帅，血为气之母。气虚血少、血虚气弱，气行血行、气滞血瘀，守经隧、守血脉就是守住血脉正平状态，才能做到"营卫之行，不失其常"。因此，保持气血量足与通顺，就是养护血脉、保持血脉和调的正道。

2. 津液布扬

《灵枢·决气》指出："腠理发泄，汗出溱溱，是谓津。"津，是血液组成中的清稀部分，从皮肤玄府发出为汗、在血液为津。《灵枢·决气》曰："谷入气满，淖泽，注于骨，骨属屈伸、泄泽，补益脑髓，皮肤润泽，是谓液。"液，是血液组成中的浓稠部分。津液都是血液组成部分，均源自水谷精华，需要运行布散周身发挥作用。

布扬，是指五谷之精华以津液雾化的状态，在气的推动、气化、温煦作用下随血脉熏肤、充身、泽毛，若雾露之灌溉布散、扬撒、运行于周身，达到气血通达的状态。

四、耳聪目明、气立如故（五窍）

耳目聪明，历来是反映老而不衰的指标。气立如故，即"真气独立如常"，才是其耳目聪明的基础。"耳目聪明"仅仅是身体"气立如故"的外在体现。

1. 耳聪目明

人体五窍为鼻、口、舌、耳、目，《一草亭目科全书》指出："人身五官中，惟耳目为尤重。"究其原因重在"五脏六腑之精气，皆上注于目而为之精。"

《一草亭目科全书》强调"目虽开窍属肝，然五脏之精液，皆上注于目，而为之睛……夫人之有目，犹天之有日月也。假使天无日月，何以判阴阳。人而无目，何以辨物色。故目为司明之官，心肝脾肺肾，五经皆系焉。"至于耳，其为肾之窍，肾为元阴元阳之宅。肝藏血、肾藏精，精血互生、肝肾同源，自然"惟耳目为尤重"。

《灵枢·天年》对人体衰老的过程描述为："五十岁，肝气始衰，肝叶始薄，胆汁始减，目始不明；六十岁，心气始衰，苦忧悲，血气懈惰，故好卧；七十岁，脾气虚，皮肤枯；八十岁，肺气衰，魄离，故言善误；九十岁，肾气焦，四脏经脉空虚；百岁，五脏皆虚，神气皆去，形骸独居而终矣。"五脏依照肝、心、脾、肺、肾次序，逐渐出现衰老症状。肝开窍于目，肾开窍于耳。衰老表现为从视力下降老花眼开始，最后是听力下降。其中心开窍于舌的语言能力，脾开窍于口的味觉能力、肺开窍于鼻的嗅觉能力，均在衰老之列，耳不聪目不明却是衰老起始与终结的表达。

"耳目聪明"虽然是人体外窍局部的表现，但却反映了五脏功能状态。正如《灵枢·脉度》强调"五脏常内阅于上七窍也"，五官七窍均是脏腑功能的外在表现。"肺气通于鼻，肺和则鼻能知臭香矣；心气通于舌，心和则舌能知五味矣；肝气通于目，肝和则目能辨五色矣；脾气通于口，脾和则口能知五谷矣；肾气通于耳，肾和则耳能闻五音矣。五脏不和则七窍不通。"因此，能够达到"肺气和""心气和""肝气和""脾气和""肾气和"五脏和调的"气立如故"状态，自然可以表现为"知香臭""品五味""辨五色""尝五谷""闻五音"的机巧神圣状态。也正是如此才可能有《后汉书·华佗传》对华佗"年且百岁，而犹有壮容，时人以为仙"的记载。

2. 气立如故

"气立如故"，王冰释为"真气独立如常"，马莳云"营卫如常"。人借"气"而"立"，真气、营卫建立、竖立、维护如常规、常道，自有天命。

"气立如故"是指生命之气正常、规律地运行。什么才是正常、规律？《黄帝内经》提出："呼吸微徐、气以度行"，其"呼吸微徐"是可见的呼吸平和、均匀、有力的状态表现，而"气以度行"是呼吸的关键、气运行的关键。

"度"，生命的节律，不快不慢，均匀平和，才能表现为"微徐"。以（呼吸）气度决定心跳频率，正如《素问·平人气象论》指出："人一呼脉再动，一吸脉亦再动，呼吸定息脉五动，闰以太息，命曰平人。"呼吸之间脉象 4～5 动，这正是肺通过呼吸决定生命节拍的"主治节"作用。可以说"呼吸微徐、气以度行"是"气立如故"的外在表现。

综上，中医学临证健康的指标为，外在躯壳"骨正筋柔、肌肉解利"、内在脏腑"五脏坚固、六腑化谷"、经络通道"血脉和调、津液布扬"、五官窍道"耳聪目明、气立如故"，如此可以达到大自然赋予人类的"天年"之寿。

第三节 临证诊断文化

诊断，是全面收集疾病症状、现病史、既往史、个人史、家族史等相关信息，从中甄别、侦查、辨别证型的过程。中医自有其几千年传承的"先别阴阳""四诊合参""虚静为宝"等甄别原则。

一、先别阴阳

《素问·阴阳应象大论》指出："阴胜则阳病，阳胜则阴病。"说明疾病变化是因为阴阳失调。因此，疾病治疗也在于调整阴阳平衡。由此，《黄帝内经》强调"善诊者，察色按脉，先别阴阳。"《医原》指出："要之，天地与人，不外阴阳二气。天之阴阳失，相燮理之；人之阴阳失，医燮理之。良相、良医，总在调剂阴阳，使之两得其平焉已矣。"在诊断疾病时，先辨别身体阴阳状态成为最基本的一环。

1. 阴阳为纲

在中医辨证八纲中，阳证涵盖了表证、热证、实证；阴证涵盖了里证、寒证、虚证。临证辨别阴阳是对疾病性质大类的划分。疾病阶段是不确定的，可能表证入里，或里证兼表证、表里兼见、或阴盛格阳，或阳盛格阴，或上寒下热、上热下寒、寒热错杂，或虚中有实、实中有虚、虚实混杂。然而，不论临证情况如何复杂，均可以"阴阳"统揽归类，自然也可以解表、调里、补虚、泻实、热之、寒之的原则选择对应寒热、虚实、表里各证的方法、手段、药食。

临证时，每个疾病都会表现为或在表或在里，或实证或虚证，或热证或寒证，哪怕是出现兼见证、混杂证等错综复杂的情况，仍然不离阴阳，而区别仅在于阴阳孰多孰少的程度。因此，"先别阴阳"成为诊断的基础与施治的先决条件。

世间事物、人体生命，皆有阴阳。《医理真传》强调："医学一途，不难于用药，而难于识证。亦不难于识证，而难于识阴阳。阴阳化生五行，其中消长盈虚，发为疾病。万变万化，岂易窥测？诊候之际，犹多似是而非之处，辨察不明，用药鲜有不误人者也。"

2. 阴阳成象

阴阳，最早出现在甲骨文中。有学者考证，甲骨文中的"阴"字指的是"水之南，山之北"。"阳"字指的是"水之北，山之南"。阴阳最初的概念是人们观察到山之南向阳、山之北背阳的状态，仅是阳光多少的直观认识而已，如《吕氏春秋·孟春季·重己》曰："室大则多阴，台高则多阳。"日出日落、昼夜变化、寒暑往来直接渗透到古人日常生活中，李约瑟（英国科学技术史专家）把"阴阳观念"称为"古代中国人的思想结晶，是古代中国人构想出来的最终原理"。太极图、阴阳爻等都是阴阳的人文表达方式。凡是向上的、向外的、温热的、兴奋的、活跃的、充实的、明亮的、凸出的、运动的、功能的，皆属于阳；凡是向下的、向内的、寒冷的、抑制的、安静的、空虚的、暗淡的、凹陷的、静止的、物质的，皆属于阴。其所有描述都是"象"的描述，而非数字形式。《素问·五运行大论》曰："夫阴阳者，数之可十，推之可百，数之可千，推之可万。天地阴阳者，不以数推，以象之谓也。"

甲骨文，是我们能见到的最早的成熟汉字，是中国及东亚已知最早的成体系的商代文字。2017年11月24日，甲骨文顺利通过联合国教科文组织世界记忆工程国际咨询委员会的评审，成功入选《世界记忆名录》。甲骨文已具备了象形、会意、形声、指事、转注、假借的构造方法，展现了中国文字的独特魅力。而甲骨文中的象形字和会意字，让我们至今可见三千年前中国远古时代建筑的结构形式及其发展脉络。换言之，"象"思维在甲骨文时期已经建立，及至《周易》阴阳爻更加明确。如乾卦为三条不间断的横线（阳爻）☰，"乾三连"象征天；坤卦为三条断裂的横线（阴爻）☷，"坤六断"象征地；坎卦为两个阴爻中间一个阳爻☵，表达大地中间有物流动的状态，象征水；离卦为两个阳爻中间一个阴爻☲，表达火焰燃烧中空的状态，象征火；震卦以两个阴爻置于一个阳爻之上☳，表达地下有阳气运动，象征地下震动；艮卦以两个阴爻置于一个阳爻之下☶，表达地上有阳气运动，象征山体连绵；兑卦以一个阴爻置于两个阳爻之上☱，表达天上有水倒映在水面上，象征泽；巽卦，以一个阴爻深入两个阳爻之下☴，表达飘动渗透，象征风。卦象阴阳爻表述了大自然万物的阴阳之象，延续了"象"思维。

临证脉象、舌象、面象、体态等都印证着"阴阳不以数推，以象之谓"的思路。

二、四诊合参

脏腑藏于内，征象现于外，"有诸内必形诸外"。中医学家在长期医药学实践中充分发挥人体视觉、听觉、嗅觉、触觉等各种感知功能，摸索与总结出一套规律。

中医诊察疾病需通过望、闻、问、切四法来全面收集疾病资料，做出综合判断。四者角度不同，却都很重要，是医者必备的技能。

"望而知之谓之神"。"望"观察的是神、色、形、态。"神",是生命力外在表现;"色",是面色、舌色,兼见病理颜色;"形",是体形、舌形,兼见病理形象;"态",是体态、动态,兼见病理状态。凭借医者视觉由外而内观察人体生理病理改变,甄别疾病。

"闻而知之谓之圣"。"闻"观察的是气息、气味。气息,是生命之气外在彰显程度的体现;气味,多是身体在异常情况下产生的特殊味道;凭借医者嗅觉与听觉观察人体生理、病理改变,甄别疾病。

"问而知之谓之师"。"问"获得的是医者通过视觉、嗅觉、触觉不能够获得的信息资料,如现病史、既往史、个人史、家族史、月经史、生育史等,补充医者视觉、嗅觉、触觉等诊察方法的不到之处。

"切而知之谓之巧"。"切"观察的是脉搏、局部病理改变形状、性状等。凭借医者触觉观察人体脉搏沉浮、快慢、粗细的基本变化,甄别疾病。

值得注意是,其一,"四诊"的重点在于综合全面地掌握信息;其二,《灵枢·师传》曰:"入国问俗,入家问讳,上堂问礼,临病人问所便。"《素问·疏五过论》曰:"凡未诊病者,必问尝贵后贱,虽不中邪,病从内生,名曰脱营;尝富后贫,名曰失精"。这揭示着中医诊察疾病的社会性特征。其三,现代工业延伸了人类视觉、听觉、嗅觉等观察能力。"与时偕行"是中华民族从古至今的思维,中医同样需要借助现代技术手段,提升与加强我们的观察技能。即便时代发展、科技水平提高,影像学的出现与藏象理论并不相悖,仅仅是观象方式的现代化而已,影像与缘由之间一定有其必然规律。

三、虚 静 为 宝

《素问·脉要精微论》强调:"持脉有道,虚静为保。"早在先秦时期,老子就提出了道家修养的主旨为"致虚极,守静笃"。空虚宁静是宇宙本质,万物的生命都是从"无"到"有",从"有"再到"无",最后总会回复到"虚静"的根源。

虚静是生命的本质,老子把"虚静"作为一种人生态度,倡导达到"无知、无欲、无为、无事、无我"的状态。从积极意义来看,这是在追求最原本的、最真实的、不受干扰的、没有被破坏的生命状态。而《黄帝内经》的"虚静"指的是在相对安静、排除干扰的状态下,更容易发现与生命状态不协调的因素。

《素问·脉要精微论》指出:"诊法常以平旦,阴气未动,阳气未散,饮食未进,经脉未盛,络脉调匀,气血未乱,故乃可诊有过之脉"。其重点并非一定在"平旦之时",而在于平旦之时的生命功能所处的基础状态,最容易反映"有过"的状态。

综上,"先别阴阳""四诊合参""虚静为宝"成为了临证诊断要素。

第四节 临证辨证文化

辨证,是中医临证活动的核心。谨守病机、象数思维、审时度势、三因制宜等是辨证过程中不可忽略的因素。

一、谨 守 病 机

病机的理论在《黄帝内经》中已奠定了基础。病机之名首见于《素问·至真要大论》的"审察病机,无失气宜"和"谨守病机,各司其属"。

病机是指疾病发生、发展和变化的机理,包括阴阳失调和邪正盛衰两方面,是决定治疗法则和处方用药的依据。而每种疾病都有其自身演变规律,可以归纳为病因、病位、病性、病势四要素。

病因，指疾病发生原因，但并非控制病因就可以恢复身体无恙的状态。邪气侵犯身体，在身体已经留下痕迹，而此痕迹所在之处就是病位。病邪所在之处，对身体留下痕迹的阴阳属性——病性，决定了治法与选方用药的方向。另一个不可忽略的问题就是疾病下一步的发展趋势——病势，关乎有可能出现的新问题，使疾病复杂化。

证，是对病机的高度概括与临证表达形式。让抽象的病机在病情分析过程中，转化成实实在在的证，实现了对病情的本质把握，让施治有了明确的目标对象。

二、象 数 思 维

八卦，是世间万物的归纳。卦，以阴阳爻组成，但均以"象"示人，奠定了表达万物的思维方式基础。虽然物象用以示人，但并非心中无数。世间万物变化均为阴阳多少的变化，其多少并非绝对数字，犹如均为两个阴爻、一个阳爻组成的艮卦、震卦、坎卦。即便是数据相同，然而结构不同，也会呈现不同的事物状态。阳爻处于两个阴爻之上为艮卦（☶），阳爻处于两个阴爻之下为震卦（☳），阳爻处于两个阴爻之间为坎卦（☵）。也就是说，数据不变，所处位置发生改变，其代表的事物就会改变，犹如双胞胎未必性格一样、体质一样、身高一样、体重一样。换言之，相同人群健康之象、疾病之象、衰老之象、得意之象、失落之象，各有不同的内在道理。象可变、数可变，而万象却有自身不变之理。

中医药是传统文化的组成部分，必然拟似传统卦象思维，临证从舌象、脉象、藏象等内脏在外的表象推导万物之象的内在之理，即是辨别不变之"证"的过程。卦爻之理，决定了事物所处不同阶段时应该选择的对策。

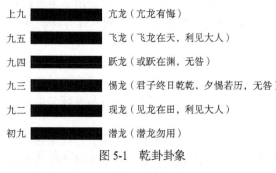

图 5-1　乾卦卦象

例如，乾卦六爻均为阳爻，孔子言其为"六龙御天"。然而却又分为潜龙、现龙、惕龙、跃龙、飞龙、亢龙，爻辞分别给出"勿用""利见大人""君子终日乾乾""或跃在渊""在天，利见大人""有悔，盈不可久也"的对策，提示即便是龙，处在不同事物发展阶段自有不同处事方式，见图 5-1。

疾病之"证"，提示疾病所在的不同阶段，类似龙的变化多端，应该采取不同的处置方法。如在感冒初期，恶寒、流清涕、打喷嚏，乃风寒袭表之证，宜祛风散寒；后出现发热、流黄涕、咳嗽，已是风寒化热之证，宜宣散肺热。正是医易相通，理无二致。

八卦，昭示着易学之理，犹如分析世事的工具。虽然被算卦、风水等所利用，但并非有好坏之分，犹如斧斤可以劈柴，可以砍砸，也可以伤人，仅仅是工具使用方式不同，与工具本身无关。

三、审 时 度 势

事物发展态势在不同的时间节点上有所不同，即时过境迁。农耕民族更在意准确的时间节点对人类生活、生产的直接影响。

《素问·四气调神大论》指出："春三月，此谓发陈，天地俱生，万物以荣……此春气之应，养生之道也……夏三月，此谓蕃秀，天地气交，万物华实……此夏气之应，养长之道也……秋三月，此谓容平，天气以急，地气以明……此秋气之应，养收之道也……冬三月，此谓闭藏，水冰地坼，无扰乎阳……此冬气之应，养藏之道也。"

春生、夏长、秋收、冬藏不仅是大自然气候变化带来的万物生、长、化、收、藏的规律，更是圣人以事合时、顺时调气的养生理念，这不仅是天人合一思想的体现，更是对自然规律的敬畏。

临证分析病情也不例外，某个时间段具体表达出来的"证"，就是此时生命最真实的写照。幼儿的娇弱、青年的活力、暮年的衰退、大病的虚弱等，都是反映当下、此时的生命状态，乃至当下的气候、当下的心情、当下的体质等，贵在"当下"。解决方案所针对的是此时的问题，这就是《黄帝内经》强调"时不可违"，判断当下所处事态趋势，给出调整方案，适应当下之时的"审时度势"的实际意义。实际上无论社会问题还是生理问题，都符合"适合最好"的原则，也是《黄帝内经》"适事为故"的体现。

四、三 因 制 宜

"三因"是指"因时""因地""因人"原则，实际上并非中医独有，更是易学"三才"思维的体现。天、地、人，宇宙三才，天在上、地在下、人在中，是《周易》三画卦对三才的定位，见图 1-13。

"三因制宜"是人与大自然整体观念的一部分，患者所在季节、区域、体质状态都直接影响着临证处置的结果。天干物燥，患者火气十足，用药需要润或清热降火；阴雨蒙蒙，患者湿气沉重，用药需要燥湿、排湿。"三因制宜"并非简单说说而已，直接影响着医者实施治疗的行为。

第五节　临证施治文化

施治，是医者在辨证基础上，进行立法、处方、用药、选穴的治疗过程，是临证的最后一环，淳德全道、开之所苦、用药如兵、适事为故的思维都在其中。

一、淳 德 全 道

"淳德全道"语出《素问·上古天真论》："中古之时，有至人者，淳德全道，和于阴阳，调于四时，去世离俗，积精全神，游行天地之间，视听八达之外。此盖益其寿命而强者也，亦归于真人。""德"是遵道而为的心理轨迹，指遵守维护天道、自然之道的理念与行为准则。淳德全道是中华优秀传统文化的精髓。德修身，以生理健康适应自然环境；德养性，以心理健康适应社会环境。"德"强化、充实了中华民族做人守规矩、做事讲道理的核心价值观，是中华民族适应自然环境与社会环境的有效行为规范。"德"字的演变过程见图 5-2。

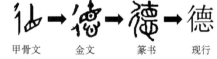

图 5-2　"德"字的演变过程

"德"字中，"彳"表示道路或行动；"十"表示目光直射；"目"横向旋转，表示眼睛；"心"表示心正。

"德"是遵道而为的心理轨迹，合乎于"道"，就是"德"。"德"承载了"道"对人类行为的规范。

中医学行为规范的核心在于医药学活动要"遵道"，临证医者所有活动在于"以天还天"，维护生命阴阳动态平衡本原的天道状态。"德"思维成功引入中医药行为体系，成为中医药行为规范，让中医药活动更注重对生命之"道"的把握。

其一，大医有大德。中医学所有活动行为都要求遵道守德。医者，是"遵道"医学活动的实施者，为患者争取生命可持续机会。大德，是对医者最基本的要求。医者必须葆有崇德、敬德之心，其行为亦必须遵道、得道、守道。

其二、长寿有大德。长寿就是生命"得以生"可持续的结果，需要生命过程中尽可能地不违背颐养之道。《素问·上古天真论》强调："其知道者，法于阴阳，合于术数。"其所描述的上古真人能"寿蔽天地"、中古至人"益其寿命而强者"、圣人"亦可以百数"、贤人"益寿而有极时"，都是道德臻于完满、与天地合拍，达到与天地相通的地步，一举一动无不合于天道，才能够有益寿延年的结果。遵道、得道、守道、全道就成为生命的保护措施，长寿就是遵道、得道、守道、全道的行为结果。"德全不危"，成就了"德高寿自长"的理论与实践。

其三、以德稳内心。中华传统文化中"德"不仅仅是社会行为规范，也是中医药学用于平衡人体内心、维持内环境稳定的手段之一。中国人心中的"道"和"德"是心身问题的根源，"德"全乎"道"，生命得道，心安理得，人体内环境自然平稳。由此"德"具备了生理学上的意义，自然也包含了解决心身问题的相应方法。

二、开之所苦

"开之以其所苦"出自《灵枢·师传》："人之情，莫不恶死而乐生，告之以其败，语之以其善，导之以其便，开之以其所苦。"患者所苦、医者所急，医者施治的目的就在于解决患者之所苦。医者临证实践中主观上的"遵道"只能由客观疗效的呈现而证实，这也是临证中以疗效做判别标准的缘由。

《素问·序》曰："夫释缚脱艰，全真导气，拯黎元于仁寿，济赢劣以获安者，非三圣道则不能致之矣。"此明确了医道目标。医圣张仲景《伤寒论·序》曰："上以疗君亲之疾，下以救贫贱之厄，中以保身长全，以养其生。"药王孙思邈《备急千金要方》曰："先发大慈恻隐之心，誓愿普救含灵之苦。"药圣《本草纲目·原序》评价为："帝王之秘箓，臣民之重宝也。李君用心嘉惠何勤哉！"几千年来，中华医药家"勤求古训、博采众方"，将毕生精力赋予医药学实践。悲悯天下苍生，以救贫贱之厄为己任，彰显大医之仁心。以"开之以其所苦"为目标，才会有"疗效就是硬道理"之说。

临证施治如果不能"开之以其所苦"，那么医药学活动的目的都是空谈。然而，追求"开之以其所苦"效果的关键就在于理、法、方、药各环节"以医见道"的能力。

三、用药如兵

"用药如兵"在《灵枢·顺逆》表述为"《兵法》曰：无迎逢逢之气，无击堂堂之阵。刺法曰：无刺熇熇之热，无刺漉漉之汗，无刺浑浑之脉，无刺病与脉相逆者"。清朝医家徐大椿专著《用药如用兵论》曰："兵之设也以除暴，不得已而后兴；药之设也以攻疾，亦不得已而后用，其道同也。"

其一，医者诊病需要有大将风度和运筹帷幄的气势，即"天地之道，近在胸臆"。《古今医统大全》视为"如对敌之将、操舟之工，贵乎临机应变"。辨证论治不拘于一格，是不拘于任何一个成规，没有固定的方法可循，犹如打仗知己知彼、审时度势、用兵贵速。

其二，医者治病须通晓药性。用之得当，则疾病立消，犹如兵家用兵，用之得当，则旗开得胜。若医者不谙药性，用药不当，则不仅病邪不去，反伤正气，甚至贻误性命。犹如兵家用兵不当，非但不能取胜，反而损兵折将，一败涂地。历代兵家必善用兵，历代名医必善用药。

四、适事为故

"适事为故"语出《素问·至真要大论》："寒者热之，热者寒之，微者逆之，甚者从之，坚者削之，客者除之，劳者温之，结者散之，留者攻之，燥者濡之，急者缓之，散者收之，损者温之，逸者行之，惊者平之，上之下之，摩之浴之，薄之劫之，开之发之，适事为故。"

其一，疾病万千、治法万千，医者治病临证审势，要寻找最适合的解决方案。就如同兵法，源自书本却要灵活运用。然而，大道至简，万变不离其宗——适事为故。

其二，临证施治的关键就是在当下找到治疗疾病的最佳方法，最佳方法就是当下最适合的方法。办法不在多，药物不在贵，关键在于是否最适合。近代医学大家曹炳章指出："医之治病，虽有成法规矩，成法之中，尤寓变化之巧。规矩之法有尽，而用法变化无穷也。"强调知常达变，圆机活法。"世有刻板之方，人无刻板之病"，只有最适合才是最好。

第六节　临证术数文化

"术数"，出于《素问·上古天真论》："其知道者，法于阴阳，和于术数。"术，包括各种方式、方法、技术等。古代天文、地理、数学、历法、养生术、房中术、杂术等都属于术数的范畴。数，指可以测知的数字，包含理数（天地之理的数字表达形式）、气数（万物表现为气的聚、合、分、散等变化，气量变化时呈现出的气之象）。世间变化，无非阴阳多少。中医药临证三因制宜，辨天之阴阳（时节）、地之阴阳（地域）、人体之阴阳（体质）。以人体之阴阳通晓天之阴阳，以药食阴阳调剂人体之阴阳，达到阴平阳秘之态势，落实到"其知道者，法于阴阳"。临证术数是建立在通晓生命之道、阴阳五行理论基础之上的。虽然同样是内服外治相结合，但不能理解为脱离阴阳五行理论指导的单纯技术。

一、内调脏腑、药食同源

"和于术数"在内依然是秉承"药食同源"理论，药物有汤、膏、丹、丸、散等形式，饮食有汤、粥、茶、酒等形式，共同调整气血阴阳。

《素问·汤液醪醴论》曰："帝曰：'上古圣人作汤液醪醴，为而不用，何也？'岐伯曰：'自古圣人之作汤液醪醴者，以为备耳！夫上古作汤液，故为而弗服也。中古之世，道德稍衰，邪气时至，服之万全。'帝曰：'今之世不必已，何也？'岐伯曰：'当今之世，必齐毒药攻其中，镵石针艾治其外也。'"其说明能食不用药，能养不动治，越是用药越复杂。《素问·移精变气论》曰："黄帝问曰：'余闻古之治病，惟其移精变气，可祝由而已。今世治病，毒药治其内，针石治其外，或愈或不愈，何也？'岐伯对曰：'往古人居禽兽之间，动作以避寒，阴居以避暑，内无眷慕之累，外无伸宦之形，此恬淡之世，邪不能深入也。故毒药不能治其内，针石不能治其外，故可移精祝由而已。当今之世不然，忧患缘其内，苦形伤其外，又失四时之从，逆寒暑之宜，贼风数至，虚邪朝夕，内至五脏骨髓，外伤空窍肌肤，所以小病必甚，大病必死，故祝由不能已也。'"

由此可知，其一，"上古圣人作汤液醪醴，为而不用"与"移精祝由而已"就在于"内无眷慕之累，外无伸宦之形，此恬淡之世，邪不能深入也"。强调"恬淡"是一种有效的养生态度；其二，随着社会发展，人的欲望、不满都在增加，干扰内分泌，打破身体原有的平衡状态，药物治疗随之增加。

药食同源，均在本草与血肉之品的范畴。《吕氏春秋》曰："和之美者，阳朴之姜，招摇之桂，越骆之菌，鳣鲔之醢，大夏之盐，宰揭之露，其色如玉。"对于美食佳肴，中华民族有独特的认识理论。"和之美者"在于包容、互鉴、融合、协同，达到阴阳平和的目标。《济生方》载："善摄生者，谨于和调，使一饮一食入于胃中，随消随化，则无滞留之患。"强调生命应在日常生活中一饮一食调摄，并非只有药物能治病。

二、外调筋骨、针罐功法

"和于术数"在外依然是秉承"骨正筋柔"理论，以针、灸、罐、贴、正骨、功法等外在方式调整气血阴阳。

其一，外练筋骨皮，端正骨骼可以利用五禽戏、八段锦、太极拳、易筋经、六字诀等功法主动完成，也可以利用拔伸、牵引、悬吊、夹板等外治手段被动完成；其二，经络上穴位是三焦通会元真之处，可以施以针、灸、罐、贴、熏、洗、揉、按、点、搬、摇、抖等外在方法，达到调理内在脏腑阴阳的目的。

外在方式虽然看似简单，但依然符合事物本然规律——"道"，而且外治手段、器具均简单实用，结合一饮一食的内治，于日常生活中共同维护生命不息。

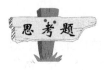

1. 中医临证必备思路有哪些，并详细阐述。
2. 中医健康标准包括哪些，并详细阐述。
3. 诊断思维主要包含哪些，并详细阐述。
4. 辨证思维主要包含哪些，并详细阐述。
5. 施治思维主要包含哪些，并详细阐述。
6. 内外治法各自包含哪些方式？

第六章 中医药大医文化

导学

"大医"是中医药领域特有的文化现象,"大医"是对医德高尚、医术精湛、为人格局大、做事贡献大的医者的认可。成为大医的路径需要守古代正统文脉、读历代医家经典、勤于实践,通过对医圣、药王、药圣的经历的研究,并对其品质、修养、情怀的学习,让大医文化在当代传承与发扬。

本章主要讨论"大医"理念、大医成长路径、大医情怀及其在临证运用中需要解决的相关问题,以及如何发扬当代大医精神。

本章学习的目的在于掌握"大医"理念、大医成长路径、大医情怀,领会守诚信、尚和合、求大同、崇正义的时代精神,明确社会主义接班人在传统文化与医药学领域的成长路径。

第一节 大医之根

唐·孙思邈提出"人命至重,有贵千金,一方济之,德逾于此"。其巨著《备急千金要方》"故以为名也"。其著作开篇以"大医精诚"与"大医习业"两篇文章明确了"大医"概念。"大医"并非职业称谓,而是对医德高尚、医术精湛、大格局、贡献大的医者的认可。

大医之"大"在于,其一,苍生大医肩负"性命相托"的重任;其二,医以载道,以医见道,医道符合天之大道;其三,医学是"仁政"与孝道的体现,宋朝儒医与"医相无二"观念将医生地位上升到国医层面;其四,中医药是海纳外夷、融合中华民族各民族医药学的综合医药学。如此,铸就了中华民族特有的"大医"文化。

一、苍 生 大 医

苍生,世间生灵、众生百姓之谓。苍生大医,意指拯救百姓生命之医者。中医药学的学科对象是人,决定了生命至重的理念。中医药学面对的是生命各个阶段,考虑的是当下生命利益最大化,这是区别于其他以疾病为对象的医药学的特点。

其一,生命至重。自《黄帝内经》奠基以来,中医药学初衷不改。《素问·序》指出:"拯黎元于仁寿,济羸劣以获安者。"医者有了生命至重理念才会"见彼苦恼,若己有之,深心凄怆,勿避险巇、昼夜寒暑、饥渴疲劳,一心赴救,无作功夫形迹之心。如此可为苍生大医,反此则是含灵巨贼"。视生命贵千金的医者"誓愿普救含灵之苦"让医药之道面对苍生承载了使命与责任。正如《医学正传》所言:"夫医之为道,民命死生所系,其责不为不重。"千百年来,中医药活动家形成了共同维护"生命至重"的理念与自觉的"救命"行为规范。一方一汤、一粥一茶都承载着拯救苍生之德。"人命至重,有贵千金,一方济之,德逾于此"才会千古流传。

其二，生命平等。大自然万物相生。生，是宇宙必然规律，每个生命都值得尊重，孙思邈《备急千金要方·大医精诚》指出："凡大医治病，必当安神定志，无欲无求，先发大慈恻隐之心，誓愿普救含灵之苦。若有疾厄来求救者，不得问其贵贱贫富，长幼妍蚩，怨亲善友，华夷愚智，普同一等，皆如至亲之想。"甚至"至于爱命，人畜一也"，即动物的生命也是生命，更需要抵制虐待生命的行为。

其三，血缘关系。医药学不仅面对生命，生命背后更是以血缘关系相连接的家族。血缘关系，在生命诞生之初就已经注定，无可替代且不可更改，是人的第一种社会关系，也是人生命中最重要的关系。血缘关系与我国传统文化息息相关，是传统文化的重要内容。例如，后人"事死如事生"祈求先人庇佑的行为，折射出最典型、最基本的血缘传承关系。"亲尝汤药""啮指痛心""鹿乳奉亲""孔融让梨"的故事颂扬着血浓于水的亲情。"打虎亲兄弟""上阵父子兵""子承父业""传家宝"都是血缘关系的真实写照。提示着苍生大医的医药学活动除了面对个体生命之外，还需要面对个体生命所涉及的家族血缘关系与社会关系。谨慎处理社会关系也是苍生大医必备的能力之一。

"大医"之大，源自苍天生命至重，及生命所系的血缘关系。

二、天 道 大 医

世间看病，医者面对的都是患者症状，症状蕴含的是"天理"。譬如婴孩"流尿"，老年人"起夜"，究其原因均在于对小便控制乏力。当身体控制小便的"气"对抗不了地球引力，自然会"流尿"与"起夜"。然而婴孩"流尿"在于"气"的建立不充分，老年人"起夜"在于"气"的消耗殆尽。临证治疗不在于"流尿"与"起夜"的表象，而是其背后"气"乏力的原理。这个过程在于"以医见道"，所见之道是事物自身内在规律、本源之理。换言之，治疗疾病的第一步就在于辨证求"理"，在此基础上才谈得上立法、处方、用药。看病就是寻求临证时所有症状出现的缘由，《医原》指出："夫就医论医，其小之也固宜，若医而探原于天，则因医见道。"因医见道，见的无非是天之阴阳大道。

医理通天，医学哲理在于以医见道，医学文化在于"道器并重"，医学行为在于遵道而为。医药学者行为符合天之大道，使得中医药具备了穿越时空的能力。

其一，以医见道。事物自身内在规律、本源之理即为"道"，老子将"道"誉为"域中四大"之一，升华为"天道""天理"。"通天"成为一种能力的崇尚与追求，形成中华民族做人讲道理、做事合天理的文化传承。生命文化也受其影响。天之大德谓之"好生"，阴阳平衡谓之"天理"，符合天道行为的结果谓之"天助"，人的自然寿命谓之"天数""天年"，本草中药取材谓之"天然"。《类经》明确指出"夫人之大事，莫若死生，能葆其真，合乎天矣。"《医原》强调："道之大原出于天，凡道之所分寄，亦必探原于天，医其一端也……凡和缓之所未发，仓扁之所难言，莫不因人见天，葆其天之所本有，治其天之所本无，以人治人，实以天还天而已。"

其二，道器并重。医学不仅是对生命存活的思考，而是落实在临证的生命救助术数。以经络为例，经络是联络上下、表里、内外的网络系统，形而上需要"不可不通"的维护原则，形而下就要有针对穴位给予生物信号刺激的针刺方法；针对经络循行路线疏通就有刮痧、走罐、按摩等手法；针对经络中运行的血就有"血得温则运"理论指导下的温熨、艾灸、浸泡、熏蒸等方法。医学以疗效为目标，达到目标的选择需要形而上的指导思想，治疗方法是形而下的术数体现。

其三，遵道而为。医学在于以医见道，医学文化在于"道器并重"，自然医疗活动需要遵道而为，让医学行为符合天道。医学目标是"生"，是因为"生"乃天之大德；医学对象是人，是因为"天覆地载，万物悉备，莫贵于人"；医学模式是"与天合一"，是因为"人以天地之气生，四时之法成"；医学模型是"阴阳五行"，是因为古往今来寒暑往来、昼夜交替，乃阴阳之变，人体正常即是阴平阳秘，疾病即是阴阳失调，治病即是调理阴阳，将人体五行化，五行通天地阴阳，人与自然合二为一。

"大医"之大，源自天道之大。医者活动均是以医见天之大道。

三、国 之 大 医

医药学在中国从产生之时起就是国家管理事项，受到儒家思想影响，到宋朝成为政府的"仁政要务"，知医则是尽孝道的方式。范仲淹"不为良相便为良医的"的论述，升华了医生的社会地位。

其一，早在殷商时期，甲骨文记载了"小疾臣"可能是最早的宫廷御医。到了周朝，医学被纳入国家行政管理范畴。《周礼·天官冢宰》中明确记载："惟王建国，辨方正位，体国经野，设官分职，以为民极。乃立天官冢宰，使帅其属而掌邦治，以佐王均邦国。"在"治官之属"中明确有医师、食医、疾医、疡医、兽医等。《左传·昭公元年》记载了秦"医和"的故事，《国语·晋语八》在回答"医及国家乎"的问题时，非常肯定地回答道："上医医国，其次疾人，固医官也。"《汉书·艺文志》曰："方技者，皆生生之具，王官之一守也。太古有岐伯、俞拊，中世有扁鹊、秦和，盖论病以及国，原诊以知政。"《素问·灵兰秘典论》将五脏六腑比喻为国家十二官，各自不同分工、相互配合，并强调"十二官不得相失"，可见医学活动一开始就与国家治理密切相关。

其二，汉朝"独尊儒术"将儒学作为正统思想，树起了儒学的权威，几乎为以后各代统治者所尊奉，产生了深刻影响。尤其在宋朝，医药学发展与国家统治紧密相联并与"仁政"思想结合，帝王亲自编撰医书、行医药，在政府的治理下，医药学诏令不断出现。自宋太祖建隆元年至宋末帝赵昺祥兴二年（公元 960 年～1279 年），宋朝皇帝和政府发布的医学诏令就超过 830 次；其中北宋时期有 535 条，南宋时期有 302 条，数量超过了宋以前任何一个朝代，此后的元、明、清政府也无法比拟。医学典籍的整理与编修是诏令关注的核心，并将印刷术引入医药学书籍刊刻，逐渐形成对医药学普遍认可乃至推崇的社会环境。

"仁政要务"使得宋朝医药学成果层出不穷，有了更多的国家级、世界级典范。《开宝本草》是继《唐本草》之后的国家药典，《嘉祐本草》是其发行 80 余年后的补充；《本草图经》是中国现存最早的版刻本草图谱；《证类本草》是《本草纲目》问世之前独领风骚 500 余年的本草著作。"熟药所"是世界上最早开办的国家药局；《太平惠民和剂局方》是世界上最早的成药典；"天圣针灸铜人"是世界上第一个医学教具；《洗冤录》是世界上第一部系统的法医学著作。

其三，儒家"百善孝为先"强调"唯儒者能明其理，而事亲者当知医"，孕育了"知医为孝"的理念。其后南宋医学家史崧在《灵枢序》中也提道："是故古人有言曰：'为人子而不读医书，犹为不孝也。'"

其四，医学与儒家经典《易经》同源，儒家"仁者"大智慧、善良的人格魅力，提升了医药学的地位。有专家指出，自宋以降，"儒医"逐渐成为医学传承的主流，这类医者大多具有儒学的根底，他们注重对医学经典的研读，其行医作风也多合乎儒家的道德标准，与那些仅凭数张药方或几味单方便为人疗疾的医者有本质上的不同。医家人文境界也由此提升。《四库全书总目提要》评价为："盖有宋一代，于医学最为留意。"

"大医"之大，源自国之"仁政"、儒医、孝道为大。

四、民 族 之 医

中医药学是生命之学，是民族文化的组成部分，起源于诸子蜂起、百家争鸣的中国社会思想成熟的"轴心期",不仅奠定了中华文化思想基础,同时奠定了中华民族生命文化基础。

其一,万宗归一。先秦诸子虽然不是医药学家,但对生命由来、生命养护却有深刻理解。管子强调天地造人:"天出其精,地出其形,乃化为人。"老子注重恬淡虚无:"淡然无为,神气自满,将为不死之药。"庄子解析事物之理,庖丁解牛"依乎天理""因其固然"。荀子主张遵道而为:"天行有常,不为尧存,不为桀亡。应之以治则吉,应之以乱则凶。"孔子倡导生命与道德关联:"知山乐水,仁者寿。"孟子强调养浩然正气:"富贵不能淫……威武不能屈。"吕不韦倡导趋利避害:"万物之变,莫不为利,莫不为害,圣人察阴阳之宜,辨万物之利以便生。"诸子百家思想共同形成了中华民族生命文化基础。道家修炼成仙、儒家修身成圣人、佛家不杀生成佛。儒、释、道三家共同成就了包含养生、导引、阴阳平和的中华医药学。

其二,民族医药。中医药学包容海外传统医药学与民族医药学。从2000多年前的张骞出使西域开始,中国就打开了与世界交流的渠道,中医药是其中重要的交流内容。在唐朝,可见不少外来药物,成为海药、香药。到了元朝,回回医院也有一定的发展。中医药包括藏族医药、苗族医药、傣族医药、维吾尔族医药、蒙古族医药、朝鲜族医药、畲族医药、土家族医药等。

其三,世界医药。世界卫生组织最高权力机构世界卫生大会于2019年首次将中医纳入第11版全球医学纲要。

"大医"之大,源自我民族医药海纳之大。

五、医 药 神 圣

纵观历代中医药学家,能称得上"神医""医圣""药王""药圣"的屈指可数,这些并非"太医令""太医""医师""医士"等职务或职业称谓,而是行业内对其做人大格局、做事大贡献的共同认知结果。

"神医"扁鹊,见魏文王解释医术评价标准有"见微知著"之说,见齐桓公有"讳疾忌医"的典故,救虢太子留下"起死回生"的美名,《史记》称"天下言脉者,由扁鹊也",提出"信巫不信医不治"等"六不治"。这些不仅是扁鹊本身医学活动的记载,更是中国先秦医药学活动在民间的真实写照。

"医圣"张仲景,著《伤寒杂病论》创立六经辨证与脏腑辨证方法,收载处方296首,选药206种。处方用药穿越时空,影响至今。抗击新型冠状病毒感染的"清肺排毒汤"就是《伤寒杂病论》中麻杏石甘汤、射干麻黄汤、小柴胡汤、五苓散四个处方化裁而来。

"药王"孙思邈,著有中国历史上第一部临床医学百科全书——《备急千金要方》,此书被国外学者推崇为"人类之至宝"。他也是第一位完整论述医德之人。他创绘彩色《明堂三人图》、创"同身寸""阿是穴",首次将美容药推向民间,首用胎盘粉治病、动物肝治眼病、以砷剂(雄黄等)治疗疟疾、用羊靥(羊甲状腺)治疗甲状腺肿、创导尿法等。他是我国历史上首位提出药物"野生变家种"并试验成功的中医药学家,还首次系统、全面、具体地论述了药物种植、采集、收藏的方法。此外,他还创养生十三法并身体力行活百岁以上。

"药圣"李时珍著《本草纲目》载有药物1892种,收集药方11096个,绘制1160幅精美的插图。《本草纲目》被誉为"东方药物巨典",对16世纪以前本草学进行系统的总结,并开启采用按自然演化的系统分类方法,将药物分16部、60类。在训诂、语言文字、历史、地理、植物、动物、矿物、冶金等方面,《本草纲目》也有突出成就。该书在十七世纪末传播到世界各地,先后出现多种文字的译本,对世界自然科学也有举世公认的卓越贡献,在2011年入选《世界记忆名录》。

"神医""医圣""药王""药圣",是大医之典范,在于医德高尚,为人格局大,做事贡献大。张仲景"每览越人入虢之诊,望齐侯之色,未尝不慨然叹其才秀也",鄙视"当今居世之士,曾不留神医药,精究方术……但竞逐荣势,企踵权豪,孜孜汲汲,惟名利是务,崇饰其末,忽弃其本,华其外而悴其内";孙思邈"痛夭枉之幽厄,惜堕学之昏愚,乃博采群经,删裁繁重,务在简易,以为《备急千金要方》一部"。二者都在批评"赍百年之寿命，持至贵之重器，委付庸医，恣其所措"。李时珍研读古代本草，发现"古有《本草》一书，自炎黄及汉、梁、唐、宋，下迨国朝，注解群氏旧矣。第其中舛谬差讹遗漏，不可枚数。乃敢奋编摩之志，僭纂述之权"。他们都把悬壶济世作为自己的一份责任，正如孙思邈"一心赴救，无作功夫形迹之心，如此可为苍生大医"。纵观历史上大医名家，莫不是潜心研读古人典籍、守正统文脉、传承经典名方精华、勤于实践的大家，而非为了追求"神医""医圣""药王""药圣"虚名。

第二节 大 医 之 路

古往今来，医者不乏其人，大医者，屈指可数。大医者，天下苍生之幸。学医者成大医乃医者境界。大医成长之路贵在守正统文脉，殚精读典、勤于实践、以医见道。

一、医易相通·修成大医

《易》之周而复始生生不息，是中医药临证目标；《易》之三才，是中医药"三因制宜"整体观临证体现；《易》之阴阳，是中医临证工作模型。《易》之"三易"决定了中医药临证"简易"的思维法则，即在阴阳动态平衡的"变易"中维护道法"不易"的原则。中医药学成为《周易》文化最直接、最直观、最完全的载体，被称为"医易同源"，能以医见道。

明朝医家张景岳在《医易义》中明确阐述医易关系："医易同原者，同此变化也。岂非医易相通，理无二致，可以医而不知易乎？"强调医者行为是合拍于天地之理的人为努力，治病乃调整阴阳之举，阴阳之理都在易学变化掌控之中。医易相通，不知《易》难明医理，行医知易是上工与大医的要求。《医旨绪余》同样强调："故深于《易》者，必善于医；精于医者，必由通于《易》。术业有专攻，而理无二致也。"

二、殚精读典·积成大医

北宋太医学司业刘温舒在《素问入式运气论奥·序》指出："夫医书者，乃三坟之经。伏羲观天文造甲历，神农尝百药制本草，黄帝论疾苦成《素问》。因知其道奥妙，不易穷研。自非留心刻意，岂达玄机。"孔子后人孔安国，在汉武帝时曾任谏大夫，在《尚书·序》曰："伏羲、神农、黄帝之书，谓之三坟，言大道也；武夫学剑，仅敌一人，医士读书，遂宰天下。"表达出"书山有路勤为径"之义，而其"书"指的是医药学经典。《本草单方·序》提道："古三坟之书，未经秦火者，独此而已。"强调即便是秦火焚书，也不毁三世医书，说明古往今来，历代均重视医药学经典。

"医不三世，不服其药"，语出《礼记·曲礼》。可能是孔子的七十二名关门弟子及其学生们的作品，还兼收先秦的其他典籍。《礼记》一书的编定是西汉礼学家戴德与其侄子戴圣，戴德选编的八十五篇本叫《大戴礼记》，戴圣选编的四十九篇本叫《小戴礼记》，即我们今天见到的《礼记》。"三世"并非指三代祖传之医，而是指阅读先秦已有的《针经》《本草》《脉诀》等医药著作。

扁鹊师从长桑君"出入十余年"。张仲景"勤求古训，博采众方。撰用《素问》《九卷》《八十一难》《阴阳大论》《胎胪药录》，并平脉辨证"。孙思邈"博采群经"历经"青衿之岁，高尚兹典；白首之年，未尝释卷"。为此，孙思邈在《备急千金要方·大医习业》中明确："凡欲为大医，必须谙《素问》《甲乙》《黄帝针经》、明堂流注、十二经脉、三部九候、五脏六腑、表里孔穴、本草药对，张仲景、王叔和、阮河南、范东阳、张苗、靳邵等诸部经方……如此乃得为大医。"他们真正展示着张仲景"勤求古训、博采众方"的思想理论，以及李时珍"长耽典籍，若啖蔗饴。遂渔猎群书，搜罗百氏。凡子、史、经、传、声韵、农圃、医卜、星相、乐府诸家，稍有得处，辄着数言……岁历三十稔，书考八百余家，稿凡三易。"正如《灵枢·序》强调："夫为医者，在读医书耳，读而不能为医者有矣……不读医书，又非世业，杀人尤毒于梃刃。"

中医药活动的对象是人的生命，而非小白鼠。若非殚精竭虑明白医理，则不能轻易以生命做实验。《伤寒大白》指出："夫医之为道，理甚微，旨甚奥，非殚其精思，搜其体要，不可以尝试也。"读经典的目的在于文理、医理、哲理融会贯通，方能成就大医，读经典、传承名家经方、寻思妙理，是大医成长必经之路。是其敬畏生命、通晓医药、勤学苦读经典的真实写照，守正传承离不开经典的学习。

三、临证勤悟·练成大医

孙思邈指出："世有愚者，读方三年，便谓天下无病可治；及治病三年，乃知天下无方可用。故学者必须博极医源，精勤不倦，不得道听途说，而言医道已了，深自误哉。"《寓意草》以为虽读经典，"夫活法在人，岂纸上所能与耶？譬之兵法军机，马上且不能得，况于纸上妄说孙吴"。医者必重视临证实践，而非纸上谈兵。《留香馆医话》指出："医者，意也。凡治一病，对于天时之寒暖，人事之劳逸，体格之强弱，年龄之老少，病前之饮食起居，平素之有无宿恙……皆当推究，以意融会之……自有对证之方，得于心应于手。"医者意也，是医者临证对其面临问题的感悟，临证揣摩患者当下状态、揣摩天地季节与地域条件变化对患者的影响，也是医者对药物特性的感知，若非反复演练，明了于心，何敢处方用药。

《医学传灯》指出："医者意也。以我之意，揣病之情，始终洞悉，然后可以为医。"古人将其视为"医者意也，如对敌之将、操舟之工，贵乎临机应变。兵无常形，水无常势"。若非临战从何而知怎么布阵、出兵、使用什么战术？！若非操舟经过礁石、激流、险滩，怎么知道如何搬舵？！处方是死的，天气、季节会变，患者所处地域不同，老弱妇幼体质不同，处方固定化运用如何可以获效？清朝名医曹炳章亦说："医之治病，虽有成法规矩，成法之中，尤寓变化之巧。规矩之法有尽，而用法变化无穷也。"都是说要知常达变，圆机活法。傅青主说："医犹兵也，古兵法阵图无一不当究，亦无不当变。运用之妙，存乎一心。妙于兵者，即妙于医矣。病千变，药亦千变。"中医诊治方法与现代医学比较可能简单乃至粗陋，难能可贵的是"以医见道""用药如用兵"。

扁鹊救虢太子，取外三阳五会，五分之熨药剂混合煎煮更熨两胁下；张仲景师从同郡张伯祖开"坐堂医"先河，创"大锅汤"；孙思邈绘彩色《明堂三人图》、创"同身寸""阿是穴"、美容81方、养生十三法，并身体力行活到百岁以上；李时珍历三十年收集药物标本和处方，并拜渔人、樵夫、农民、车夫、药工、捕蛇者为师，著《本草纲目》。"神医""医圣""药王""药圣"之大医典范无不是以医为业或是世医，勤于实践、潜心感悟、临证布局才是大医成长必由之路。

第三节 大 医 情 怀

大医做人之格局大，决定其贡献大。培养大医，崇尚大医情怀，是中医药学专业不可忽略的一环。讲仁爱、重民本、守诚信、崇正义、尚和合、求大同不仅是大医所具备的品质与情怀，也是当代社会中医药学生需要塑造的品质目标。

一、仁心仁术讲仁爱——仁医

面对苍生，"仁医"取决于从事医药专业"生命至重"的观念与仁心。宋朝帝王如宋太宗、宋徽宗直接将医术称为"仁术"，发展医术称之为"仁政之急务"。"医者仁心""医乃仁术"被信奉为职业伦理原则与中国的医者标准。

（一）汉字溯源

"仁"字的篆书写法为"⊩"，其字源应当是"亻㣺"。"亻"（rén）表示人、他人，兼表示字音；"忄，心"（xīn）表示心脏、心灵、心神；"二"（èr）是"上，丄"（shàng）的一种写法，表示上面。

字义：待人亲近和善，总能将他人的利益放在心上。

（二）仁者爱人

"仁者爱人"出自《孟子·离娄下》。仁，是一种内在的道德情感，爱人则是这种情感的外显。"仁"是《论语》的中心思想，也是孔子心目中理想人格必备的特征之一。子曰："仁者，人也。""爱人"本身就是做人的道德义务，是每一个人应该尽的义务和责任，其本身具有绝对和普遍的意义，否则难以为人。

人是群居团体，互爱友善是相处之道。同情、关心他人，设身处地为他人着想，是社会团体和谐之道。只有社会所有成员都具有同情心并以此作为行为准则时，社会才能安定和谐，才能持续发展。

（三）医者仁心

医药学的对象是生命。生命是平等的，每个生命都需要尊重与敬畏。医者要将仁心放在医学素养的首位，注重医者道德内省与人格完善，以"仁爱"为核心，以仁心展示"爱人""治人"的人文特色，追求以"仁术"充分体现"仁心"，达到二者兼备的"仁心仁术"境界。

医学的本质与目的决定了医药学与"仁爱"必然的关系。医药学本质在于增进健康，延长生命。将生命万物当作道德关怀的一般对象，爱护生命是道德原则基本内容。中医药学在西汉后期受儒家思想的直接影响与渗透，使得仁爱之心成为中华民族的道德品质。

（四）医者仁术

"仁术"是针对生命进行养护、保护、维护的专业，以"仁术"充分体现"仁心"。没有仁术，则不为仁医。大医具备仁术是医者的基本素养。要求医生不但要对本学科有较深的造诣，还要了解天文、地理、人事，要博览群书，掌握多学科的知识，这可看作大医"精术"的第一个方面。大医"精术"的第二个方面是勤于思考。《素问·示从容论》曰："夫圣人治病，循法守度，援物比类，化了冥冥，循上及下，何必守经。"要求医生还要善于运用已有知识思考、分析、灵活运用（取类比象又是一个重要方法）。广博的学识和活跃的思维相结合，即是知医善用，是良好医德的知识基础。

（五）医者慎独

孙思邈《备急千金要方·大医精诚》指出："不得瞻前顾后，自虑吉凶，护惜身命。见彼苦恼，若己有之，深心凄怆。"清代《医门法律》云："医，仁术也。仁人君子，必笃于情……则视人犹己，问其所苦，自无不到之处。"

病者向医者托付的不仅是生命，还有世间人情。《灵枢·师传》曰："入国问俗，入家问讳，上堂问礼，临病人问所便。"学会沟通是减少医患矛盾的有效途径。

医生之"仁"，引发患者之"仁"的共鸣，"仁者寿"树立"仁"的典范，促进身心健康，德高才会寿长。

大医大爱，仁者爱人，无仁爱不足以成大医。爱国家、爱民族、爱职业、爱生活、爱人民、爱同事、爱生命。甘愿向社会付出真情和爱的人，是最幸福的人。因为幸福总是偏爱那些热爱生活而乐于奉献的善良的人。

二、医相无二重民本——相医

"不为良相,便为良医"出自北宋政治家、思想家范仲淹之口。源于儒家"达则兼济天下,穷则独善其身"和"齐家治国平天下"的思想,演绎为宰相和医生都是能够拯救天下苍生的寓意,所谓"医相无二"。

(一)汉字溯源

"济世"的"济"字篆书写法为"![篆]"或"![篆]"。其中,"氵"(shuǐ)表示水,即河流;"齐,齐,齊,亝,斊"(qí)表示平齐、等同。

"济世"的"世"字篆书写法为"![篆]",古人以三十年为一世,三十岁生长停止。因此在"止"(篆书写法为"![篆]")字上添加三个"十"(shí)组成,"止"表示休止,停止,兼表示字音。

(二)悬壶济世

传统文化中解决民生问题才有"为王者"的资格。中医药的兴起,源自伏羲制九针、神农尝百草、黄帝制陶做釜甑传说。他们都是悲悯天下、担当重任者。古有"不为良相,便为良医"之说,当然是切合儒家"以济世利天下"的人生最高理想。

《后汉书·方术列传·费长房传》记载,东汉时期,费长房师从悬壶卖药老翁,行医时总将葫芦背在身上,逐渐形成医术高超、葫芦当招牌的文化现象。人们也因此把葫芦当作医生的标记。"悬壶济世"被千古咏颂,那份救人于水火的赤诚之心、济世救人的责任与担当一直没有变。"悬壶"只是形式,治病救人、拯救黎民疾患才是实质。

(三)医相无二

中医是中华民族传承千年的智慧。护苍生黎民、救黎民百姓、治疑难杂症本就一脉相承。

王者济世,悲悯天下,拯救苍生;圣人济世,诸子百家文化讨论奠定生命文化;医者济世,苍生大医治病救人。相同的是责任与担当,不变的是济世之心。

正是因为医药的社会功能与儒家的经世致用(即修身、齐家、治国、平天下)的思想较为接近,才产生了"不为良相,便为良医"的思想。元朝戴良指出:"医以活人为务,与吾儒道最切近。"胸怀大志的儒者,将从医作为仅次于致仕的人生选择。

重民本有担当,不仅仅是中华传统中"王"者风范,也是"悬壶济世"的医者情怀,更是一脉传承至今的"全心全意为人民服务"的宗旨。

(四)岐黄之术

三皇传说中,黄帝让岐伯写医书。医药学的目的与价值起源于炎黄悲悯之心。以仁爱慈悲铸就中医药学理论经典的《黄帝内经》是中医奠基之作,以黄帝与岐伯问答的形式讨论生命问题,淡化黄帝统治者身份,强调与医家一起探求生命之道。

《素问·气交变大论》曰:"黄帝欲仁慈惠远,博爱流行,尊道下身,拯乎黎庶。"

王冰在《补注黄帝内经·素问》的序言中有"夫释缚脱艰,全真导气,拯黎元于仁寿"。传承了几千年的岐黄之道,不变的是济世之心。

(五)国相良医

民生问题是古今中外社会发展的重大问题,"民生"一词最早出现在《左传·宣公十二年》,所谓"民生在勤,勤则不匮"。在中国传统社会中,民生一般是指百姓的基本生计。王者济世,上古之世，构木为巢、钻木取火、结网捕鱼，伏羲驯六畜、制九针，神农尝百草、发明耒耜，黄帝制陶、蒸饭煮粥，大禹治水等，都是王者的担当。生命之学是关注民生的帝王之学，《黄帝内经》中的六大上古医家——岐伯、鬼臾区、雷公、伯高、少俞、少师都是《素问·气交变大论》"黄帝欲仁慈惠远，博爱流行，尊道下身，拯乎黎庶"的践行者。

良相良医都是以济世救人为目的。圣人之道，关爱生命，济世救人。治病、救人、济世三位一体，不可分割。《灵枢·师传》曰："上以治民，下以治身，使百姓无病，上下和亲，德泽下流，子孙无忧，传于后世，无有终时。"强烈的社会责任感和自觉的敬业精神促使大批优秀的知识分子投身医学事业，为黎民百姓的医疗、保健做出了卓越的贡献。

三、审时求真守诚信——时医

时医，源自时间"如期而至"引出的"诚信"寓意。"时不可违"即是中医药的文化特色，强调把握时间、把握时机。存活在当下、辨证在当下即是揣度当下之势，并调治在当下。

（一）汉字溯源

"审"的篆书写法为"𡧽"，"宀"即"宀"（miǎn），表示房屋，即家；"番"即"番"（fān），表示动物的脚印，见图 6-1。"审"表示对家庭周边的环境非常了解，能够识别出各种野兽足迹，扩展到审视一切的能力。

"时"的篆书写法为"旹"，表示四时季节。"日"即"日"（rì），表示太阳；"之"即"之"（zhī），表示行走、移动，见图 6-2。

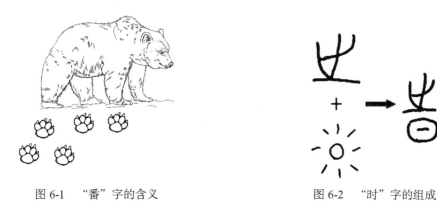

图 6-1　"番"字的含义　　　　　　图 6-2　"时"字的组成

（二）如期而至

农耕观天，王者授时，民众应时而动。春生、夏长、秋收、冬藏，时间成为王者与百姓关注的大事。守住时间节点、把握机会、应时而动才有五谷丰登的生活保障。时节如期而至，由此引发"真诚""可信"的概念。

疾病发生与季节相关，药物采集与时令相关，辨证与当下时间节点关联，疾病治疗不离"因时制宜"，处方用药审时度势。中医因时养生与调治，中药因时采摘与用药。因此，中医学就是守时医药学。

（三）诚信于人

时间"如期而至"引申出诚信概念。"诚"更多地指"内诚于心"，"信"则侧重于"外信于人"。司马光《资治通鉴·卷二》中说："夫信者，人君之大宝也。国保于民，民保于信。非信无以使民，非民无以守国。是故古之王者不欺四海，霸者不欺四邻。善为国者，不欺其民；善为家者，不欺其亲。"《礼记·祭统》曰："是故贤者之祭也，致其诚信，与其忠敬。"墨子言："言必信，行必果，使言行之合，犹合符节也，无言而不行也。"诚信就是以真诚之心，行信义之事。守诺言，言行相符，表里如一。

（四）立国之信

"诚"与"信"组合，就形成了一个内外兼备、具有丰富内涵的词汇，其基本含义是指诚实无欺，讲求信用。

《左传》曰："信，国之宝也……国之信，建之无形，毁之无影，易毁难建，去即无存。"宋·王安石有诗曰："自古驱民在信诚，一言为重百金轻。"国之信让百姓安心，一言九鼎，言而有信，信为立国之本。

《礼记·中庸》说："诚者天之道也，诚之者人之道也。"其认为"诚"是天的根本属性，努力求诚以达到合乎诚的境界则是为人之道。千百年来，诚信被中华民族视为自身的行为规范和道德修养，在基本字义的基础上形成了其独具特色并具有丰富内涵的天道诚信观。

（五）守时医学

《吕氏春秋》曰："圣人不能为时，而能以事适时，事适于时者，其功大。"守时医药学，讲究审时度势、伺机而动，坚持"以事适时"。

1）采摘药物合时节：采摘药物要在药物有效成分含量最高时进行。医者要掌握发芽、长叶、开花、结果、落叶归根的时间规律。

2）加工守时辰：药物"九制"的过程反映了"炮制虽繁必不敢省人工，品味虽贵必不敢减物力"的观念。"修合无人见，存心有天知"，只有诚信制药才能让药物发挥最大药效。

3）诊病守时段：辨别时下病位、时下病性、时下病因的当下之证。

4）治病守时节：审时度势制定针对时下病势的时下方案。

医者，必须谨守医德药道，行理法方药；药者，必须谨遵品味炮制，用真功实材。最终才能守住诚信、守住责任、守住生命、守在中国。

四、阴平阳秘尚和合——和医

"和"是太极图的哲学思维表述，也是中医学"以平为期"临证目标的表述，医药调节人体脏腑功能，为患者找到最合适的生存方法。

（一）汉字溯源

"和"的篆书写法为"𥤢"，表示谷物可口、顺口，不需添加调料也可食用。《说文解字》曰："和，相应也，从口，禾声。""禾"（hé）表示稻谷，兼表示字音；"口"（kǒu）表示嘴，即吃。

"合"的篆书写法为"合"，表示容器的盖子放到容器的口上，表示聚集到一起，相互适应。《说文解字》曰："合口也，从亼从口。"

"和合"就是一种合适的状态。"和"与"合"的示意图见图6-3。

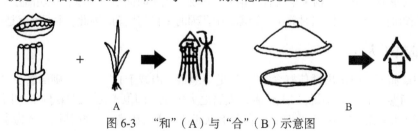

图6-3 "和"（A）与"合"（B）示意图

（二）"和合"与中庸

"和合"观念，较早见于《国语·郑语》："商契能和合五教，以保于百姓者也。"《史记·循吏列传》曰："施教导民，上下和合。"唐·元稹《辨日旁瑞气状》曰："臣下忠诚辅主，国中欢喜和合。"墨子认为和合是人与家庭、国家、社会的根本原理。它是使家庭、社会凝聚在一起，形成不离散的社会整体结构的聚合剂，亦是社会和谐、安定的调节剂。

关于"中"，《论语·庸也》曰："中庸之为德也，其至矣乎"。其包含以下几层理论。

第一层理论：中不偏，庸不易。是指人生不偏离正轨和持之以恒的成功之道。

第二层理论：中正、平和。人要保持中正平和需要守礼，守礼的方法在于敬。只要保持一颗敬重或者敬畏的心，中正、平和就得以长存，人的健康就得以保障。

第三层理论："中"指好的意思，"庸"同"用"，是"中用"的意思。指人要拥有一技之长，做一个有用的人才；又指人要坚守自己的岗位，要在其位、谋其职。

"和"与"中"的概念，伴随中华传统文化的传播，影响深远。中庸、和合，并非和稀泥，也不是两端的中点，而是根据实际情况，不走极端、不偏不倚、恰到好处、恰逢其时，不断调整达到最合适的状态。

（三）天道尚中

天人合一的真实含义是合一于至诚、至善，达到"致中和，天地位焉，万物育焉"。《中庸》曰："中也者，天下之大本也；和也者，天下之达道也。"孔子中庸思想的实质就是以"天道尚中"为圭臬，规范人类社会活动。中庸之道的主题思想是教育人们自觉地进行自我修养、自我监督、自我教育、自我完善，把自己培养成为具有理想人格的，达到至善、至仁、至诚、至道、至德、至圣、合内外之道的理想人物，共创"致中和，天地位焉，万物育焉"的"太平和合"境界。

故宫前三殿以太和殿、中和殿、保和殿为名，三殿修在中轴线上承载着中华民族"崇和尚中"的思维，表达着千年不断的正统文脉，见图6-4。

太和殿在清朝建都北京后改为今名，蕴含天下和谐的宏旨。现在的太和殿是清朝康熙年间重建并留存下来的。中和殿在明朝嘉靖年间重建后改名中极殿，清朝顺治帝入主紫禁城后改名为中和殿，意为秉中庸之道，求天下和顺。保和殿原名为谨身殿，后改为建极殿，清朝最终定名为保和殿，意为保持心志纯一，共享天下和谐。

故宫后三宫为乾清宫、交泰殿、坤宁宫。乾清宫寓意朗朗天乾，坤宁宫寓意宁静地坤。乾坤之间、两殿之间以交泰殿寓意阴阳交流互往，寓意着阴阳矛盾双方只有交流才有相互平衡的机会，才能保持事物常态化。

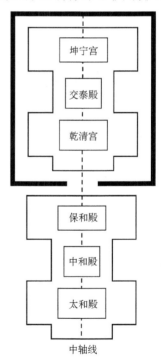

图6-4 故宫前三殿与后三宫示意图

（四）中医阴阳

"阴阳者，天地之道也。"天本如此，古人将太极图称为"天地自然图"。

《本草衍义》曰："摄养之道，莫若守中，守中则无过与不及之害也。"中医成功引入阴阳概念。《素问·生气通天论》载："阴平阳秘，精神乃治，阴阳离决，精气乃绝。"这说明了阴阳之间不同的关系决定了人的身体状态：①生理状态：阴平阳秘（正常标准和合）。②病理状态：阴阳失调（和合状态破坏）。③治疗目标状态：以平为期（恢复自然和合）。治疗的最佳方法是"适事为故"。

身体是生活化的，生命是在日常生活中以生为目标找到最合适的状态。人体自身阴阳和合、人与天地和合、人与生活和合才能长久。以和为贵，和是解决矛盾的主要方法，是事物发展趋势。

五、美美与共求大同——美医

美医，源自医药拯救生命、各种内外不同治疗方法的配合之美，或不同医学体系各美其美、美美与共之美。

（一）汉字溯源

"美"的篆书写法为"美"，表示将羊角顶在头顶做装饰物，表示生活富有、快乐、高兴。《说文解字》曰："美，甘也。从羊从大，羊在六畜，主给膳也。美与善同意。""美"示意图见图6-5A。

"共"的篆书写法为"共"，表示多人一齐做同一件事，也表示全部、所有、一起、一同等意思。《说文解字》曰："共，同也。从廿卄。""廿"（niàn）是"卄"（gǒng）的变形，表示双手，兼表示字音，两个"卄"交错在一起，表示合作关系。引申为双手共同做事，相互受益，演绎为"共美"。《孙子·九地》曰："夫吴人与越人相恶也，当其同舟而济，遇风，其相救也如左右手。""共"示意图见图6-5B、C。

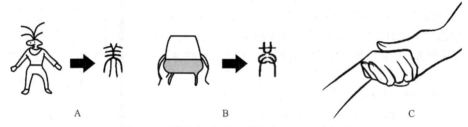

图6-5　"美"（A）和"共"（B、C）示意图

> 📖 成语故事
>
> 　　春秋时期，吴国和越国经常互相打仗。两国的人民也都将对方视为仇人。一次，两国的人恰巧共同坐一艘船渡河。突然遇到了大风雨，为了保住性命，双方顾不得彼此的仇恨，纷纷互相救助，合力稳定船身，才逃过天灾，安全到达河的对岸。这就是成语"同舟共济"的出处。

（二）各美其美与美人之美

"各美其美"是指各个民族都有自己的价值标准，各自有一套认为是美的东西。这些东西在别的民族看来不一定美，甚至会觉得丑陋。然而，民族接触的初期还常常发生强迫别的民族改变他们原有的价值标准来迁就自己的情形，能容忍"各美其美"是一大进步。

"美人之美"是指只有在民族间平等地频繁往来之后，人们才开始发现，别的民族觉得美的东西自己也觉得美，即是"美人之美"。这是高一级的境界，是超脱了自己生活方式之后才能得到的境界。这种境界的升华极其重要。

（三）美美与共

从中华民族大一统到命运共同体天下大同，是历史发展趋向。这在春秋之时早已成定论。《汉书·董仲舒传》曰：《春秋》大一统者，天地之常经，古今之通谊也。"《汉书·王吉传》曰："《春秋》所以大一统者，六合同风，九州共贯也。""美美与共"是不同标准融合的结果。

（四）和而不同

从哲学意义上讲，"和"是和谐，是统一；"同"是相同，是一致。"和"是抽象的、内在的；"同"是具体的、外在的。"和而不同"，就是追求内在的和谐统一，而不是表象上的相同和一致。

《论语·子路》曰："君子和而不同，小人同而不和。"正确的方法应该是拒绝苟同，在相互争论中达成共识。在中国古代，"和而不同"也是处理不同学术思想派别、不同文化之间关系的重要原则，是学术文化发展的动力、途径和基本规律。

"和而不同"所表现出来的文化宽容与文化共享的情怀，不仅具有伦理价值，还具有思想方法、工作方法和处世哲学的意义。再升华一步就是"美美与共"，即不仅能容忍不同价值标准的存在，而且能赞赏不同的价值标准。

（五）中西并重

《中共中央、国务院关于促进中医药传承创新发展的意见》（2019 年 10 月 26 日）指出："传承创新发展中医药是新时代中国特色社会主义事业的重要内容，是中华民族伟大复兴的大事，对于坚持中西医并重、打造中医药和西医药相互补充协调发展的中国特色卫生健康发展模式……具有重要意义。"

中国的医药学，是中华民族伟大复兴的大事。2020 年以来抗击新型冠状病毒感染的实践过程有力地说明，中医药和西医药需要相互补充、协调发展。

六、弘大正极崇正义——正医

大医之"大"源自大壮卦"正大而天地之情可见矣"，为端正而强大之意，即所谓"弘正极大"。人活天地之间一口气，正气浩然，自然命长寿高。

（一）汉字溯源

"正"的篆书写法为""。《说文解字》对"正"的解释为："正，是也。从止，一以止。"许慎认为"正"就是纠正，使恰当。字形采用"止"作字根，指事符号"一"表示阻止错误。

"气"的甲古文写法为"三"，表示存在于宇宙万物的物质状态，见图 6-6。

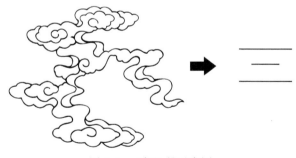

图 6-6　"气"的示意图

（二）天地之正

天之正为风调雨顺，《鬼谷子·持枢》解释曰："春生、夏长、秋收、冬藏，天之正也。"地之正为植物发芽、开花、结果，五谷丰登。国之正为国泰民安、繁荣富强。人之正为气脉浩然、耳聪目明。命之正为安享天年、寿终正寝。

"正"是万事万物应有的状态。人间讲正道、生命讲正气、邪气不压正；守正义之道、做正义之人、干正义之事。

（三）人间正道

社会之正，表示正义，是彰显符合事实、规律、道理或某种公认标准的行为。正义是人类社会普遍认同的崇高价值，是指具有公正性、合理性的观点、行为、活动、思想和制度等。正义是一个相对的概念。衡量正义的客观标准是这种观点、行为、思想是否促进社会进步，是否符合社会发展的规律，是否满足社会中绝大多数人最大利益的需要。

关于人品之正，《文子·符言》曰："君子行正气，小人行邪气。内便于性，外合于义，循理而动，不系于物者，正气也。推于滋味，淫于声色，发于喜怒，不顾后患者，邪气也。"

处世之正，正己而不求于人，则无怨。上不怨天，下不尤人。

（四）君子之正

《中庸》曰："君子无入而不自得焉。在上位不陵下，在下位不援上，正己而不求于人，则无怨。上不怨天，下不尤人。故君子居易以俟命，小人行险以徼幸。子曰：'射有似乎君子，失诸正鹄，反求诸其身。'"身处上位者，不仗势欺人；身处下位者，不必刻意攀附贵人。端正自己，不苛求别人，不整天抱怨。孔子指出，射箭如同君子做人，箭射歪了，就应该自我反省，而非怨天尤人。

孟子曰："富贵不能淫、贫贱不能移、威武不能屈。"其独立思考的精神、善良悲悯的情怀和舍生取义的勇气，凝聚为大丈夫浩然正气，千古不朽。落实到个人的修身养性上，首先应该不动心，其次需要培养勇气，再次要做到心中无愧。

（五）中医之"正"

中医的"正"通常有以下几种含义：①符合正道，即淳德全道、符合"天地正道"。②造成疾病缘由——正邪斗争中的正气。③纠偏求正，寒者热之、热者寒之、上者下之、下者上之、虚者补之、实者泻之。④扶正祛邪。《医学真传》曰："造物以正气生人，而不能无夭札疫疠之患。"《素问遗篇·刺法论》曰："正气存内，邪不可干……邪之所凑，其气必虚。"扶正和祛邪是相互联系的两个方面，扶正是为了祛邪，通过增强正气的方法，祛邪外出，从而恢复健康，即所谓"正盛邪自祛"。祛邪是为了扶正，消除致病因素的损害而达到保护正气，恢复健康的目的，即所谓"邪去正自安"。扶正与祛邪是相辅相成的两个方面。因此运用扶正祛邪的治则时，要仔细分析正邪力量的对比情况，分清主次，决定扶正或祛邪，或决定扶正祛邪的先后顺序。

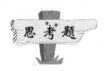

1. 试阐述大医的形成依据与成长路径。
2. 试阐述大医情怀。
3. 试述你对大医的理解，以及如何做才能成为一名大医。

本书课件二维码